Stephanie Faber

Kräuterkosmetik

200 Schönheitsrezepte zum Selbermachen

WILHELM HEYNE VERLAG
MÜNCHEN

HEYNE RATGEBER
08/5289

Umwelthinweis:
Dieses Buch wurde auf
chlor- und säurefreiem Papier gedruckt.

Taschenbuchausgabe 8/99

http://www.heyne.de
Printed in Germany 1999
Umschlaggestaltung:
Atelier Bachmann & Seidel, Reischach
Umschlagabbildung:
Studio für Werbefotografie Elmar Kohn, Landshut
Satz: Layer, Ostfildern
Druck und Bindung: Ebner, Ulm

ISBN 3-453-15463-0

Inhaltsverzeichnis

Vorwort

In der Kulturgeschichte der Körperpflege hat die Selbstherstellung von Kosmetika eine große Tradition. Die ältesten Rezepturen für Schönheitsmittel sind uns aus China, Ägypten und Griechenland überliefert, und noch zu Beginn unseres Jahrhunderts wußte jede Frau über die Zusammensetzung, die Zubereitung und Anwendung von kosmetischen Mitteln mehr als wir sogenannten aufgeklärten Verbraucherinnen. Es war früher selbstverständlich, kosmetische Präparate nach altbewährten Rezepten selbst herzustellen oder beim Apotheker mischen zu lassen. Erst durch die industrielle Massenfertigung von kosmetischen Produkten ging nicht nur die Kenntnis über die Zusammensetzung von Kosmetika allgemein verloren, es verschwanden auch kostbare und wirksame Rohstoffe aus den Produkten. Heilwirksame Pflanzenöle wurden ersetzt durch billige Mineralöle; ätherische Parfümöle machten synthetischen Düften Platz; naturreine Pflanzenauszüge ersetzte man durch chemisch abgespaltene Stoffe, ohne Rücksicht auf ihren natürlichen biologischen Verbund. Farb- und Konservierungsmittel schließlich krönen die unnatürliche Komposition dessen, was heute als sogenannte Naturkosmetik verkauft werden darf. Mit diesen Kosmetika hat das hausgemachte Naturprodukt kaum etwas gemeinsam.

Zubereitet mit natürlichen Pflanzenölen, Fetten und Duftwässern, bereichert durch genuine Pflanzenauszüge, parfümiert mit natürlichen ätherischen Ölen, stellt jedes dieser Mittel eine biologische Einheit dar, und keine noch so teure Fertigkosmetik kann an die Exklusivität des hausgemachten Naturprodukts heranreichen. Wenn die Kosmetikindustrie sich in der Werbung auch gerne des »Naturlooks« bedient, so ist es ihr unter Beibehaltung ihrer bisherigen Fertigungs- und Vertriebspraxis doch nicht möglich, dem Anspruch »Natur« auch nur annähernd gerecht zu werden.

Es ist also durchaus kein Rückschritt, wenn wir den echten und wirklich reinen Naturprodukten den Vorzug geben. Wo wir das unverfälschte Naturheilmittel dem Chemieprodukt vorziehen werden, ist in der Kosmetik das natürliche Mittel in seiner biologischen Reinheit dem Industrieprodukt weit überlegen. Aus diesem Grunde habe ich die traditionsreichen Rezepte der Heilkräuterkosmetik mit Hilfe von Dermatologen auf den neuesten Stand gebracht. Die Basis für hausgemachte Naturkosmetik sind stets wertvolle natürliche Rohstoffe, und in der Weiterentwicklung der Rezepturen führt der konsequente Weg dazu, auch Auszüge aus Heilkräutern selbst zu fertigen und sie in Kosmetika einzuarbeiten.

Das Wissen über die heilenden Kräfte der Pflanzen läßt sich weit zurückverfolgen. Jede Heilpflanze hat eine große historische Tradition, die wir in den zahlreichen Schriften der Pflanzenheilkunde nachlesen können. Das älteste Werk darüber wurde von dem chinesischen Kaiser Shin-nong im Jahre 3700 v. Chr. verfaßt. In der Galerie europäischer Pflanzenheilkundiger finden wir Namen wie Hippokrates, Galenos, Hildegard von Bingen, Hieronymus Bock, Paracelsus, Carl von Linné, Pfarrer Kneipp und Kräuterpfarrer Kinzle. In der Volksheilkunde waren die heilenden Pflanzen über viele Jahrhunderte hinweg die einzige Medizin, und man entwickelte zahlreiche Methoden, um die Wirkstoffe aus den Pflanzen zu extrahieren. So wurden frische Pflanzen zerstoßen, um ihren Saft abzupressen; für die innerliche und äußerliche Anwendung bereitete man Tees, Abkochungen, Aufgüsse, Tinkturen, Extrakte und Essenzen. Bis heute sind diese Methoden der Wirkstoffgewinnung gleichgeblieben, und in zahlreichen Rezepten dieses Buches werden sie Ihnen begegnen.

Die Grundlage für alle nachfolgenden Rezepturen sind die Heilkräuter. Ihre hautverschönernden, heilenden und pflegenden Eigenschaften sind bei der Zusammenstellung von Schönheitsmitteln gar nicht wegzudenken. Eine kleine Übersicht der wichtigsten Wirkstoffe der Heilkräuter mag dies veranschaulichen: Da sind einmal die gerbstoffhaltigen Kräuter zu nennen, die kontrahierende und antiseptische Eigenschaften haben. Sie wirken nicht nur porenverengend auf die Haut, sie sind auch heilend und entzündungshemmend. Ein anderer wichtiger Inhaltsstoff der Heilpflanzen ist der Pflanzenschleim, der beispielsweise reichlich in der Eibischwurzel und in der Malve zu finden ist. Die Schleimstoffe hüllen die Haut ein und wirken dadurch besänftigend, glättend und heilend. Kieselsäurehaltige Pflanzen, wie etwa das Zinnkraut, festigen das Bindegewebe, sie sorgen für eine vermehrte Durchblutung und Klärung der Haut. Einen sehr wichtigen Platz nehmen auch die in vielen Heilpflanzen enthaltenen ätherischen Öle ein. Durch ihren angenehmen Duft regen sie den gesamten Organismus an; sie wirken entkrampfend, heilend und belebend auf die Haut. Andere Wirkstoffe, wie etwa Glykoside, Schwefel, Saponine, wirken sekretionslösend, antiseptisch und reinigend. All diesen einzelnen Wirkungsfaktoren ist die Heilpflanze in ihrer Gesamtheit noch überlegen, denn sie enthält zahlreiche Begleitstoffe, die ihre Heilwirkungen in einem biologischen Ensemble zusammenwirken lassen.

Wieviel Spaß die Zubereitung von Kräuterkosmetik macht, wie gut sich ihre Anwendung auf Ihr Aussehen und Ihr Wohlbefinden auswirkt, das werden Sie feststellen, wenn Sie die Rezepte selbst ausprobiert haben. Alle in diesem Buch genannten Heilkräuter können Sie in Apotheken, Naturkostläden und Kräuterhandlungen kaufen, aber viel mehr Vergnügen wird Ihnen die Kosmetikküche machen, wenn Sie die Heilkräuter selbst gesammelt und die Auszüge daraus eigenhändig hergestellt haben. Verbinden Sie einen gesundheits- und schönheitsfördernden Spaziergang durch Wald und Wiesen mit der Suche nach wildwachsenden Heilkräutern, oder reservieren Sie in Ihrem Garten ein kleines Plätzchen für den Anbau der Heilpflanzen. Es ist wie eine Entdeckung, vor der eigenen Haustür zu finden, was man vielleicht am anderen Ende der Welt gesucht hat.

S.F.

Über den Umgang mit Heilkräutern

Identifizieren

Zu jeder Heilpflanze in diesem Rezeptbuch finden Sie neben der Abbildung eine genaue botanische Beschreibung, die es auch dem fachlich nicht vorgebildeten Pflanzenfreund leicht machen wird, die Heilpflanzen in der Natur zu identifizieren. Manch feststehender Begriff zur genauen Beschreibung der Pflanzen läßt sich dabei nicht umgehen. Hier eine kurze Erläuterung der verwendeten botanischen Fachausdrücke:

Die Blüte

Die Blüte besteht aus Blütenboden, Kelchblättern, Blütenblättern, Staubblättern, Fruchtknoten, Griffel und Narbe. Vom Blütenkelch ist in der Beschreibung der Pflanzen öfter die Rede. Als Kelch bezeichnet man die äußere Blütenhülle; meist besteht sie aus grünen Kelchblättern, welche die Blüte »wie in einem Kelch« tragen.

Blütenstand

Als Blütenstand bezeichnet man die Art und Form, in welcher die Blüte wächst. Zum Beispiel als
Ähre: Am leichtesten erkennt man den Blütenstand der Ähre an zahlreichen Gräsern. Die Blütchen wachsen ohne Stiele eng aneinandersitzend am oberen Ende des Stengels.
Dolde: Bei der Dolde wachsen die einzelnen Blüten gestielt, wobei die Blütenstiele alle von einem Punkt ausgehen. Trugdolde nennt man den schirmartigen Blütenstand, wenn die Einzelblüten wie bei der Dolde in einer Fläche stehen, aber nicht von einem Punkt ausgehen.
Köpfchen oder Körbchen: Hier hat der Blütenstand die Form eines Köpfchens – wie etwa bei der Kamille – und besteht aus dicht zusammengedrängten, ungestielten oder nur kurz gestielten Einzel-

blüten. Blüten mit Köpfchen oder Körbchen gehören zur großen Familie der Korbblüter.
Lippenblüter: Im Vergleich zum Korbblüter wachsen die Blüten des Lippenblüters nicht in Köpfchen oder Körbchen; die Blüten wachsen aus den Blattachseln und in der Blumenkrone, die Blätter sind kreuzweise gegenständig oder quirlständig angeordnet. Am Beispiel des Rosmarin kann man den Lippenblüter gut erkennen.

Das Blatt

Blattstellungen

Als Blattstellung bezeichnet man die Art, wie das grüne Blatt am Stengel angewachsen ist:

Blattachsel: Blattachsel nennt man den Winkel zwischen dem Blatt und dem Stengel.
Gegenständig: Wenn sich an jedem Knoten des Stengels 2 Blätter gegenüberstehen.
Wechselständig: Die Blätter stehen sich nicht gegenüber, vielmehr wächst versetzt an jedem Knoten des Stengels ein Blatt.
Quirlig: Die Blätter wachsen büschelastig rund um den Stengel.
Gestielt: Das Blatt wächst an einem Stiel. Ungestielt sagt man, wenn das Blatt ohne Stiel direkt am Stengel sitzt.

Blattformen

In der botanischen Fachsprache sind die Beschreibungen der Blattformen auch für den Laien immer gut verständlich. So kann man sich leicht vorstellen, was unter nadelförmig, spatenförmig, eiförmig, keilförmig oder lanzettlich zu verstehen ist. Man findet in der Formenbeschreibung der Blätter auch den Ausdruck »umgekehrt herzförmig« oder »verkehrt eiförmig«, und das heißt nichts anderes, als daß man sich die Form eines Herzens oder eines Eies am Stengel in umgekehrter Anordnung vorstellen muß.

Blattrand

Der Blattrand kann glatt und ohne Einschnitte sein, dann nennt man ihn ganzrandig. Gesägt sagt man, wenn der Blattrand die Form eines Sägeblatts hat; als gezähnt bezeichnet man den Blattrand, wenn die spitzen Zähne in einem stumpfen Winkel zusammenstoßen oder auch durch einen sanften Bogen verbunden sind. *Gesägt-gezähnt* bedeutet, daß der gesägte Blattrand wiederum mit zahnartigen Einschnitten versehen ist.

Blattnerven

Als Blattnerven bezeichnet man die Linien, welche auf den Blättern deutlich zu erkennen sind. Hier gibt es etwa netzartige, parallelnervige oder fiedernervige Linienformen.

Wurzeln

An Beispielen aus der Küchenpraxis lassen sich die verschiedenen Formen der unterirdischen Pflanzenteile am besten erklären: So ist der Rettich eine Pfahlwurzel, im Gegensatz zur rundwachsenden Rübe; wir unterscheiden Wurzelknollen von Zwiebelknollen. Der sogenannte Wurzelstock hat weder die Form einer Knolle noch einer Rübe, sondern er ist ein dicht unter der Erdoberfläche liegender Sproßteil mit zahlreichen Formen und Verästelungen. Botanisch unterscheiden wir den Wurzelstock *(Rhizoma)* von der normalen Wurzel *(Radix)*.

Sammeln, trocknen und aufbewahren

Bevor Sie eine Pflanze schneiden, sollten Sie zuerst feststellen, um welche Jahreszeit man sie am besten sammelt und welches ihre heilwirksamen Pflanzenteile sind – die Blüten, die Blätter oder auch das ganze Kraut. Prinzipiell schneidet man alle Pflanzen nur bei trockenem Wetter. Sie werden bei Durchsicht der Rezepturen feststellen, wie wenig heilkräftige Pflanzenteile gebraucht werden, um beispielsweise einen Auszug für eine Creme herzustellen. Denken Sie deshalb beim Sammeln von Heilkräutern auch an die Natur, schneiden Sie nur soviel, wie Sie wirklich verarbeiten wollen. Frisch geschnittene Kräuter sind druckempfindlich, darum legt man sie für den Heimtransport locker in einen luftigen Korb oder in ein Leinensäckchen. Gesellen Sie sich also bitte nicht zu dem Kreis jener Kräutersammler, die frische Pflanzen dicht in Plastiktüten quetschen. Kunststoff absorbiert nicht nur das ätherische Öl der Pflanzen, es läßt ihnen auch keine Luft, und das Sammelgut wird schnell unansehnlich und unbrauchbar.

Zu Hause bereiten Sie die Heilpflanzen je nach Beschreibung zur Trocknung vor. Entweder legt man die Pflanzen ausgebreitet auf ein luftdurchlässiges Korbgeflecht, oder man bindet sie in kleine Sträuße, die umgekehrt zum Trocknen aufgehängt werden. Immer muß die Trocknung der Pflanzen an einem luftigen, trockenen Platz vorgenommen werden, etwa in einem Speicherraum, auf dem Dachboden oder in einem trockenen Kellerraum. Je nach Pflanzenteil dauern die Trocknungszeiten unterschiedlich lange: Blätter sind dann trocken, wenn sie rascheln wie Herbstlaub; Blüten, wenn sie sich anfühlen wie feines Pergament; Wurzeln, je nach Größe, in einem Zeitraum von etwa 4 bis 6 Wochen.

Die getrockneten Kräuterteile bewahren Sie am besten in einem kleinen Pappkarton auf, der mit einigen Luftlöchern versehen ist, oder auch in einem Körbchen. Länger als ein Jahr sollte man die Kräuter nicht lagern, da sie sonst ihre Heilkraft einbüßen.

Auszüge aus Heilkräutern

Seit alters her kennt man verschiedene Methoden, um aus Heilkräutern Wirkstoffe zu gewinnen. Da sind einmal wasserlösliche, alkohollösliche und öllösliche Substanzen; dazu kommen verschiedene Möglichkeiten der Konzentration, beispielsweise bei der Herstellung von Tinkturen. Wie wird ein Aufguß, eine Abkochung oder ein öliger Pflanzenauszug angesetzt? Sie finden in diesem Buch zu jeder Rezeptur die genaue Beschreibung für die Herstellung des jeweiligen Pflanzenauszugs. Hier zur Übersicht eine kleine Zusammenfassung:

Tee

Die Zubereitung von Tee könnte man auch die Herstellung eines wäßrigen Pflanzenauszugs nennen. Je nach Eignung der Pflanze nimmt man dazu Blüten, Blätter, Wurzel oder Rinde und rechnet 1/2 bis 3 Kaffeelöffel für eine Tasse. In einer Keramik-, Porzellan- oder Tonkanne die getrockneten Pflanzenteile mit kochend heißem Wasser übergießen und 10 Minuten bedeckt ziehen lassen, bevor man sie abseiht und den Kräutertee trinkt.

Aufguß

Den Aufguß bereitet man im Prinzip zu wie sehr starken Tee. Man nimmt dazu je nach Eignung die getrockneten Blätter und Blüten der Heilpflanze, wobei man etwa 2 Eßlöffel auf 1/4 l Wasser rechnet. Mit kochend heißem Wasser die Pflanzenteile in einer Porzellanschüssel übergießen, dann 3 Stunden lang bedeckt durchziehen lassen. Danach wird der Aufguß abgeseiht, durchgefiltert und so weiterverarbeitet. Den frisch zubereiteten Aufguß kann man auch als Gesichtswasser verwenden oder als Haarspülung.

Abkochung

Abkochung klingt nach kochen, aber dieser Terminus technicus ist irreführend, denn abkochen darf man Pflanzenteile niemals. Für die sogenannte Abkochung kommen Pflanzenteile wie Wurzeln, Rinde oder Samen in Frage. Man rechnet 2 Eßlöffel davon auf 1/4 l Wasser. Die Pflanzenteile werden in einem Topf mit siedendem Wasser übergossen; bei schwacher Hitze bedeckt etwa 20 Minuten nur leicht sieden lassen. Dann seiht man die Flüssigkeit ab. Vor allem für Umschläge kann man die Abkochung gebrauchen, aber auch bei der Gewinnung von pflanzlichen Haarfarben, wie etwa aus der Rhabarberwurzel für blondes Haar, aus der Quebrachorinde für rotes Haar oder aus Walnußschalen für braunes Haar.

Tinktur

Manche Pflanzen lösen ihre Wirkstoffe nur in Wasser, andere nur in Alkohol, oder auch in Alkohol *und* Wasser. Bei der Zubereitung von Gesichtswasser werden Sie öfters das Ansetzen mit Alkohol und Wasser finden. Bei der Herstellung einer Tinktur jedoch werden nur die alkohollöslichen Bestandteile der Pflanze gelöst. Man rechnet beim Ansetzen der Tinktur prinzipiell mit 10 g Kräuterteilen auf 100 g Alkohol 70%. Sie werden in den nachfolgenden Rezepturen sehen, daß ich öfters weniger als 10 g Kräuterteile für die Tinktur angebe. Das hat folgenden Grund: Nicht immer lassen sich 10 g Kräuter mit 100 g Alkohol so übergießen, daß sie gut davon bedeckt sind. Deshalb gilt die Regel: Bei der Herstellung der Tinktur immer so viel getrocknete Pflanzenteile nehmen, daß alles gut mit Alkohol bedeckt ist. Mindestens 4 – 6 Wochen soll die Tinktur gut verschlossen an einem warmen Platz – am besten in der Sonne – stehenbleiben, ehe man sie abseiht und filtert. Wenn Sie Tinkturen nicht selbst herstellen, sondern fertig aus der Apotheke beziehen, achten Sie darauf, daß die Tinkturen mit 70prozentigem Alkohol angesetzt wurden. Das spielt insbesondere bei der Weiterverarbeitung eine Rolle. Wurde die Tinktur beispielsweise in 40prozentigem Alkohol angesetzt, läßt sich Parfümöl darin später nicht mehr lösen.

Ölauszug

Den öligen Auszug aus Heilkräutern stellt man dann her, wenn die Pflanze reich an ätherischem Öl ist. Die in Öl eingelegten Pflanzenteile geben ihren Duft an das neutrale Öl ab, und man gewinnt ein aromatisches Duftöl, das sich für kosmetische Produkte vorzüglich als Rohstoff eignet. Auch hier rechnet man je nach Volumen der Kräuter im Verhältnis zum Öl mit so viel Pflanzenteilen, daß sie im Glas stets gut mit Öl bedeckt sind. Es ist beispielsweise leicht möglich, 15 g Klettenwurzel in 100 g Pflanzenöl einzulegen, aber 15 g Kamillenblüten können nicht von 100 g Öl bedeckt werden. Den pflanzlichen Ölauszug läßt man in einem gut verschlossenen dunklen Glas etwa 3 Wochen durchziehen, bevor man ihn abseiht. Um alle pflanzlichen Rückstände zu beseitigen, läßt man das Öl anschließend durch ein Mulltuch laufen.

Kräuteressig

Je nach Eignung nimmt man für die Zubereitung von Kräuteressig Blüten, Blätter, Wurzeln oder Schalen und rechnet für 1/2 l naturreinen Obst- oder Weinessig 1 Handvoll Kräuterteile. Die Mischung wird in einem gut verschlossenen Gefäß 14 Tage an die Sonne oder an einen warmen Platz im Haus gestellt. Dann seiht man den Kräuteressig ab und filtert ihn durch Kaffeefilterpapier klar. Zum Würzen von Speisen stellt man den Gewürzessig seit langem her; für die Schönheitspflege wird der verdünnte Essig gern als Toiletteessig oder als Haarspülung verwendet.

Praktische Tips für die Zubereitung von Kräuterkosmetik

Zutatenbeschaffung

Alle in diesem Buch genannten Zutaten kann man in Apotheken, Kräuterhandlungen und Reformhäusern kaufen. Achten Sie beim Einkauf der Zutaten auf die Frische; mit ranzigen Fetten und Ölen kann man keine brauchbare Creme fertigen. Damit Sie sich über die Herkunft, das Aussehen und die Konsistenz der verwendeten Zutaten einen Überblick verschaffen können, habe ich im letzten Kapitel dieses Buches*) ein detailliertes Zutatenregister zusammengestellt.

Messen und Wiegen

Für die nachfolgenden Rezepte werden Sie relativ kleine Mengen von Zutaten für die Herstellung der Kräuterkosmetik benötigen. Nicht alle Küchenwaagen verfügen über Feinanzeigen; aus diesem Grund nimmt man für das Wiegen von festen Stoffen am besten eine Briefwaage. Flüssige Stoffe kann man in einem Meßbecher abmessen. Man kann auch, falls man keinen Meßbecher mit Feinanzeige hat, ein kleines Gefäß auf der Briefwaage abwiegen, die gewünschte Menge der Flüssigkeit hineingeben und dann das Gewicht des Gefäßes vom jeweiligen Gesamtgewicht abziehen.
Das gute Gelingen der Rezepturen hängt auch von der richtigen Temperatur der geschmolzenen Fette und des beizufügenden Wassers ab. Es ist deshalb ratsam, die Temperatur der Fettphase und der

---

*) s. Seiten 201–212

Wasserphase – so nennt man das in der Fachsprache – mit einem Laborthermometer zu messen. Man bekommt die Thermometer, die bis 100 Grad messen können, in Laborzubehör- oder in Haushaltswarengeschäften. Die Anschaffung eines Laborthermometers lohnt sich in jedem Fall, denn auch in der Küche kann man es gut gebrauchen.

Sauberkeit

Die Haltbarkeit der hausgemachten Kräuterkosmetik hängt auch von der Sauberkeit der verwendeten Gefäße und Arbeitsgeräte ab. So wäre es unvorstellbar, mit einem von Speiseresten besetzten Handrührmixer eine Creme zu rühren, die nicht schon nach einigen Tagen verderben würde. Begehen Sie aber nicht den Fehler, die verwendeten Gefäße oder Töpfe mit chemischen Spülmitteln zu putzen; auch sie sind Fremdkörper, die die Kosmetika nachteilig verändern können. Kochendes Wasser ist noch immer das beste Mittel, um die Geräte gründlich zu reinigen, und dazu haben Sie in der Praxis eine gute Gelegenheit: Während auf dem kochenden Wasserbad die Zutaten für Ihre Cremes schmelzen, stecken Sie den Rührbesen des Elektromixers oder den Holzkochlöffel, je nachdem, mit welchem Rührwerk Sie später arbeiten, mindestens 10 Minuten in das kochende Wasser. Alle Gefäße, die sich nicht auskochen lassen, reinigen Sie unter fließendem heißen Wasser.

Das Wasserbad

Für die Herstellung aller Cremes wird ein Wasserbad vorbereitet. Man füllt dazu einen hochrandigen Kochtopf etwa halbvoll mit Wasser und bringt es zum Kochen. Die abgewogenen Zutaten gibt man in einen hochrandigen, feuerfesten Glas- oder Porzellantopf. Die meisten dieser Töpfe haben einen gebogenen Rand und Griffe; hängen Sie den Glastopf so in den Kochtopf, daß die Unterseite des Glastopfs vom sprudelnden Wasser berührt wird.

Wenn die Zutaten im feuerfesten Glastopf geschmolzen sind und die richtige Temperatur erreicht haben, nimmt man ihn aus dem kochenden Wasserbad, stellt ihn auf die Seite und fügt die jeweiligen erwärmten Wässer hinzu. Dann beginnt man mit dem Kaltrühren. Wird mit dem elektrischen Handrührmixer gearbeitet, rührt man stets auf der kleinsten Stufe; rührt man die Creme mit dem Kochlöffel, wird ebenfalls langsam gerührt, bis die Creme eindickt. Nun kann man mit dem Abfüllen beginnen. Es versteht sich von selbst, daß die Cremetiegel und Flaschen, in welche die fertigen Kosmetika abgefüllt werden sollen, gut gereinigt sind. Man kann die Cremetöpfe auch vor dem Abfüllen mit Alkohol ausreiben und in den Flaschen ein wenig Alkohol schwenken, um sie steril zu machen. Dann läßt man die Creme in den Cremetopf einlaufen; beim Abfüllen von Flüssigkeiten nimmt man am besten einen kleinen Trichter.

Verträglichkeit

Auszüge aus Heilkräutern sind wirksame Stoffe. Es ist eine alte Binsenweisheit, daß Stoffe von großer Wirksamkeit auch hautreizende Stoffe sein können. Der große Vorteil hausgemachter Kosmetik liegt aber gerade darin, daß man die Möglichkeit hat, diese Stoffe selbst testen zu können. Oft werden beispielsweise bei der industriellen Massenfertigung von Kosmetika zahlreiche Wirkstoffe nur in sehr geringer und damit unwirksamer Menge eingearbeitet, weil sonst bei der großen Vielfalt von unterschiedlichen Hauttypen die Möglichkeit von Hautreizungen nicht auszuschließen wäre. Viele Verbraucher gehen davon aus, daß ein »schlechter« Stoff in einem kosmetischen Mittel enthalten sein muß, wenn sie es »nicht vertragen«. Es handelt sich aber bei einer allergischen Reaktion um eine individuelle Hautreizung, die sich auf *jeden* Stoff einstellen kann. Erfahrungsgemäß sind aber Duft-, Farb- und Konservierungsstoffe in kosmetischen Mitteln viel häufiger für eine allergische Reaktion verantwortlich als beispielsweise Lanolin oder Pflanzenöl. Ein großer Vorteil bei der hausgemachten Kosmetik besteht darin, daß man die Zutaten alle kennt und auf diese Weise einen möglicherweise hautreizenden Stoff rasch herausfinden kann.

Grenzen des Bedarfs

Die Rezepturen für die Herstellung von hausgemachter Kräuterkosmetik richten sich nicht nach den Maßstäben der Industriekosmetik. Sie werden vergeblich in diesem Buch nach Rezepten für »Kräuterschaumbäder«, nach Feuchtigkeitsspendern oder gar nach Detergentienhaarshampoo suchen. Weder Schaumbäder noch chemische Haarshampoos sind zur Schönheitspflege geeignet. Der sogenannte Feuchtigkeitsspender auch nicht. Er ist eine Öl-in-Wasser-Emulsion, eine Creme also mit hohem Wasseranteil und niedrigem Fettanteil. Auf die Haut gebracht, verdunstet der Feuchtigkeitsspender bei normaler Lufttrockenheit sehr rasch und eignet sich daher vortrefflich, um trockene Haut noch trockener zu machen. Wirkliche Feuchtigkeitsspender sind daher nicht die beliebten »Wassercremes«, sondern die Fettcremes. So bezeichnet man in der Dermatologie die Fettcreme als Deckcreme, denn sie schützt nicht allein die in der Haut eingelagerten natürlichen Wassersubstanzen vor Verdunstung, sie gibt auch das in ihr enthaltene Wasser unter ihrem schützenden Fettfilm an die Haut ab. Gefertigt mit natürlichen Pflanzenölen und Fetten, gehört die Deckcreme noch immer zu den erstklassigen Pflegemitteln für jede Haut.

Die Kräuter von A – Z

Arnika

Arnica montana L.

Beschreibung:

Botanisch zählt man die Arnikablume zu den Korbblütergewächsen. Der leicht haarige Stengel kann etwa 20 bis 30 cm hoch wachsen und ist mit 1 oder 2 Paar gegenständig wachsender, drei- bis fünfnerviger Blätter besetzt. Die Blüte fällt durch ihre orangegelbe Farbe auf; sichtbare Nerven durchziehen das zungenförmige Blütenblatt in ganzer Länge. Die Arnika ist leicht mit zahlreichen anderen Blüten zu verwechseln; deshalb testet man die Blume, indem man ein Blütenblatt zwischen den Fingerspitzen zerreibt. Der stark aromatische, parfümartig balsamische Duft des ätherischen Öls ist unverwechselbar.

Standort:

Die Arnikablume findet man auf lichten, ungedüngten Wiesen, und da sie in vielen Ländern unter Naturschutz steht, sollte man sie entweder selbst im Garten aussäen oder die heilkräftigen Pflanzenteile aus Apotheken oder Kräuterhandlungen beziehen. Unter der Bezeichnung *Flores Arnicae sine Calycibus* bekommt man die Blütenblätter ohne den Blütenboden.

Sammeln:

Von Juni bis August zupft man die blühenden Blütenblätter ohne den Blütenboden; man sammelt die orangegelben Blütenblätter nur bei schönem Wetter, denn bei vollem Sonnenschein ist der Stand des ätherischen Öls in den Blüten am höchsten. Die frisch gezupften Blütenblätter werden auf Korbgeflecht oder Papier ausgebreitet und bei Zimmerwärme getrocknet. Auf keinen Fall in die Sonne legen!

Aus der Kräuterheilkunde:

Arnika enthält ätherisches Öl, Gerbsäure, Arnicin und Harze. Zu den heilkräftigen Pflanzenteilen gehören in der Kräuterheilkunde neben den Blüten auch das blühende Kraut und die Wurzel. Arnika ist in erster Linie ein Wundkraut, und Extrakte aus Arnika fehlten früher in keiner Hausapotheke; mit Arnika-Tinktur beträufelte feuchte Umschläge helfen vor allem bei Verletzungen der Haut und des Gewebes. Bei Blutergüssen, Venen- und Gelenkentzündungen, Quetschungen, Prellungen, Muskelzerrungen, Verstauchungen, Geschwüren und schlecht heilenden Wunden werden feuchte Kompressen mit Arnika-Tinktur gerne angewendet.

Kräuterkosmetik:

Eine knappe Handvoll Arnikablüten als Zusatz zum Gesichtsdampfbad ist vor allem für die schlecht durchblutete und unreine Gesichtshaut zu empfehlen. Daneben sind die aus Arnikablüten zu gewinnenden öligen und alkoholischen Auszüge eine biologisch wertvolle Grundsubstanz für die Weiterverarbeitung in kosmetischen Mitteln. Stets bewirken die Arnika-Auszüge eine vermehrte Durchblutung der Gefäße; sie wirken damit auf die Haut durchfeuchtend, anregend und auch entzündungshemmend. So kann man eine mit Arnikaöl zubereitete Creme als ausgezeichnete, feuchtigkeitsspendende Creme für trockene, schuppige und entzündungsbereite Haut bezeichnen. Auch mit dem alkoholischen Auszug aus der Arnikablüte bietet sich ein erstklassiges Ingrediens zur Erfrischung und Belebung der Haut an.

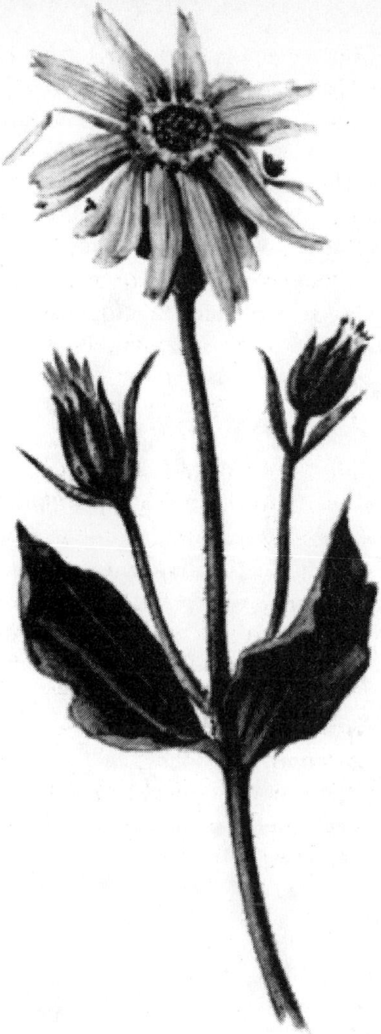

Arnika

Rezepte mit Arnikablüten

Arnika-Ölauszug

Zutaten

5 g getrocknete Arnikablütenblätter
100 g Sojabohnenöl

Zubereitung

Sojabohnenöl können Sie in Reformhäusem kaufen. Man gibt die getrockneten Arnikablüten in eine dunkle Apothekerflasche mit breiter Öffnung und gießt mit dem Öl auf. Die gut verschlossene Flasche stellt man an einen warmen Platz im Haus und schüttelt sie öfters durch. Nach etwa 14 Tagen bis 3 Wochen seiht man das goldgelbe Öl ab und drückt die öldurchtränkten Blütenblätter gut aus. Sollten trotz eines feinmaschigen Siebs zum Abseihen des Öls noch kleine Pflanzenrückstände im Öl schwimmen, lassen Sie es nochmals durch ein Mulltuch laufen. Das gewonnene Öl wird weiterhin in dunkler Flasche an einem kühlen, dunklen Platz aufbewahrt.

Verwendung

Bei kleinen Entzündungen der Haut können Sie diesen Arnika-Ölauszug als Einreibemittel verwenden. Kosmetische Anwendung findet der ölige Auszug von Arnikablüten in durchblutungssteigernden Hautcremes, Massageöl und Gesichtspackungen sowie in Reinigungsmilchen und Körperpackungen.

Arnika-Tinktur

Zutaten

5 g Arnikablütenblätter
100 g Alkohol 70%

Zubereitung

Man gibt die getrockneten Arnikablütenblätter in eine dunkle Apothekerflasche mit breiter Öffnung und übergießt sie mit dem Alkohol. Gut verschlossen läßt man die Tinktur 4 Wochen lang an der Sonne oder an einem warmen Platz im Haus stehen, bevor man sie abseiht. Beim Abseihen die Blütenblätter gut im Sieb abtropfen lassen. Die duftende, goldgelbe Arnika-Tinktur wird kühl und dunkel aufbewahrt.

Verwendung

Fertig bekommt man die Arnika-Tinktur auch in der Apotheke zu kaufen, und sie gehört zu den altbewährten Naturheilmitteln, die in keiner Hausapotheke fehlen sollten. Für die kosmetische Weiterverarbeitung braucht man den alkoholischen Auszug aus der Arnikablüte in durchblutungssteigernden und entzündungshemmenden kosmetischen Mitteln, etwa in Gesichtswasser, Kopfwasser oder auch in Körperpackungen.

Arnika-Hautwäsche

Zutaten

100 g Weizenkleie
1 Fläschchen Arnika-Tinktur
1 1/2 l warmes Wasser

Zubereitung

Die Zutaten sind für mehrere Anwendungen berechnet. Füllen Sie eine Schüssel mit dem Wasser und geben Sie eine knappe Handvoll Weizenkleie, die man im Reformhaus oder in der Apotheke kaufen kann, hinein. Dann träufeln Sie etwa 1 Kaffeelöffel Arnika-Tinktur hinzu.

Anwendung und Wirkung

Mit dieser angenehm weichen Mischung werden das Gesicht und der Hals einige Minuten lang mit leicht kreisenden Bewegungen gewaschen und nach Beendigung der Anwendung mit reichlich lauwarmem Wasser klargespült. Schon nach der ersten Anwendung der Arnika-Hautwäsche fühlt sich die Haut wunderbar weich an. Die Waschung eignet sich für trockene, spröde und entzündungsbereite Haut. Sie schilfert auf sehr sanfte Weise abgestorbene Hautzellen ab, sie wirkt klärend und stimulierend auf die Haut und kann beliebig oft angewendet werden. Zur Entfernung von Make-up ist die Weizenkleie-Hautwäsche nicht geeignet; dafür ist es ratsam, die Haut mit hydrophilem Reinigungsöl oder einem anderen fetthaltigen Reinigungsmittel vorzureinigen.

In der kosmetischen Fachsprache nennt man die Reinigung mit Weizenkleie, Mandelkleie oder auch mit verschiedenen Mehlarten die Reinigung mit festen Stoffen. Durch die Beifügung von Wasser bilden diese Stoffe natürliche Schleime. Abgesehen davon, daß diese Schleime Schmutz abtragen, verhindern sie auch die scheuernde Wirkung auf der Haut und sind deshalb besonders gut geeignet, die Haut auf sanfte Weise abzuschilfern. So könnte man die Hautwäsche mit Weizenkleie auch als »soft peeling« bezeichnen.

Arnika-Reinigungsöl

Zutaten

50 g Arnika Ölauszug
20 g Weizenkeimöl
20 g süßes Mandelöl
8 g Tween 80 (1 1/2 Kaffeelöffel)
Parfümöl (bei Bedarf)

Zubereitung

Schnell und einfach ist dieses hydrophile Reinigungsöl zubereitet. Man füllt alle Zutaten in eine Flasche und schüttelt sie einmal gründlich durch. Je nach Bedarf kann man nun ein paar Tropfen Parfümöl zugeben, beispielsweise Rosenöl, Zitronenöl oder Melissenöl. Seien Sie sparsam mit der Parfümierung; denn zuviel Parfüm kann bei der Reinigung die Augen reizen.

Anwendung und Wirkung

Zur schonenden Hautreinigung und zur Entfemung von Make-up kann man das hydrophile Arnika-Reinigungsöl gut gebrauchen. Gleichmäßig werden das Gesicht und der Hals damit einmassiert, dann wäscht man das Öl mit viel warmem Wasser ab. Für trockene und sensible Haut ist die Reinigung gut geeignet.

Arnika-Reinigungscreme

Zutaten

5 g weißes Wachs
20 g Lanolin anhydrid (2 gehäufte Kaffeelöffel)
5 g Kakaobutter
40 g Arnika-Ölauszug
40 g Rosenwasser
3 Tropfen Arnika-Tinktur

Zubereitung

Im kochenden Wasserbad zuerst das weiße Wachs schmelzen. Nun das Lanolin anhydrid und Kakaobutter zugeben. Sobald nun diese Zutaten geschmolzen sind, den Ölauszug zugeben und alles auf 60 Grad erwärmen. Inzwischen in einem feuerfesten Porzellantöpfchen auch das Rosenwasser auf 60 Grad erwärmen. Die Fettschmelze vom Feuer nehmen, das Rosenwasser zugeben und mit dem Handrührmixer auf kleinster Stufe rühren. Sobald die Creme kühler wird und eine Temperatur von etwa 45 Grad erreicht hat, die Arnika-Tinktur einrühren. Weiterrühren, bis die Creme erkaltet; in Cremetöpfchen abfüllen.

Anwendung und Wirkung

Als Abschminke ist diese fette Creme besonders gut geeignet. Man trägt sie dünn auf Gesicht und Hals auf, läßt sie kurz einziehen und nimmt sie mit einem Papiertüchlein ab. Anschließend wird das Gesicht mit reichlich warmem Wasser gewaschen und die Haut mit saurem Gesichtswasser nachgereinigt. Auch mit einer milden Seife kann man nach der fetten Reinigung das Gesicht waschen und mit Gesichtswasser nachreinigen.

Arnika-Packung

Zutaten

2 Eßlöffel Arnika-Ölauszug
1 Spritzer Zitronensaft
1 Eigelb

Zubereitung

Bereiten Sie diese Gesichtspackung zu wie Mayonnaise: Das zimmerwarme Öl wird tropfenweise in das Eigelb eingerührt, so daß eine schöne feste Mischung entsteht. Nun rühren Sie noch den Spritzer Zitronensaft hinein.

Anwendung und Wirkung

Mit einem breiten, weichen Pinsel wird die Arnika-Packung auf das gut gereinigte Gesicht aufgetragen. Man kann die Wirkung dieser Packung noch verbessern, indem man zuvor ein porenöffnendes Gesichtsdampfbad nimmt. Nach einer halben Stunde Einwirkungszeit wird die Packung mit viel lauwarmem Wasser abgewaschen. Die durchblutungssteigernde und klärende Wirkung dieser Hautpackung eignet sich vor allem für müde und trockene Haut. Sie gibt der Haut ein rosiges, gesättigtes Aussehen, und man kann die Packung beliebig oft anwenden.

Arnika-Gesichtswasser

Zutaten

50 g Rosenwasser
50 g Orangenblütenwasser
5 g reiner Bienenhonig (1/2 Kaffeelöffel)
2 Kaffeelöffel Arnika-Tinktur

Zubereitung

Das vermischte Rosen- und Orangenblütenwasser in einem feuerfesten Porzellantöpfchen leicht erwärmen und den Bienenhonig darin auflösen. Abkühlen lassen und die Arnika-Tinktur hinzufügen. In dunkles Fläschchen abfüllen.

Anwendung und Wirkung

Speziell zur Nachreinigung ist das duftende Arnika-Gesichtswasser gedacht. Man beträufelt einen Wattebausch damit und reibt sanft das Gesicht und den Hals ab. Die heilenden und klärenden Substanzen von Arnika und Bienenhonig sind hier in einem biologisch hochwertigen Kosmetikum vereint. Das Gesichtswasser ist für die trockene, müde und auch für leicht entzündliche Haut zu empfehlen.

Arnika-Nährcreme

Zutaten

15 g Lanolin anhydrid (1 1/2 gehäufte Kaffeelöffel)
5 g weißes Wachs
20 g Arnika-Ölauszug
20 g süßes Mandelöl
40 g Rosenwasser
2 Tropfen Rosenöl (bei Bedarf)

Zubereitung

Die ersten zwei Zutaten werden auf dem kochenden Wasserbad geschmolzen. Sobald eine klare Fettschmelze entstanden ist, Arnika-Ölauszug und süßes Mandelöl hinzufügen und dieMischung auf 60 Grad erwärmen. Inzwischen erwärmt man auch das Rosenwasser in einem feuerfesten Porzellantöpfchen auf 60 Grad. Die Fettschmelze vom Feuer nehmen und das Rosenwasser mit dem elektrischen Handrührmixer auf kleinster Stufe einrühren. Sobald die Mischung handwarm abgekühlt ist, das Parfümöl zufügen und weiterhin auf kleinster Stufe kaltrühren. Statt echtem Rosenöl, das recht teuer ist, können Sie zur Parfümierung auch synthetisches Rosenöl, auch Melissenöl oder Lavendelöl nehmen.

Die fertige Creme in Cremetöpfchen abfüllen, eine Weile offen stehenlassen und vor dem Verschließen noch einmal umrühren, um überschüssige Luft zu entfernen.

Anwendung und Wirkung

Fein aufgetragen kann man diese biologisch hochwertige Nährcreme als Tages- und Nachtcreme für trockene und spröde Haut gut verwenden. Auch für die müde Altershaut ist die durchblutungsfördernde Creme gut geeignet. Nach dermatologischen Tests wird Arnikaöl allgemein von der Haut reizlos vertragen, auch von der Schleimhaut des Auges. Regelmäßig angewendet wirkt die Arnika-Nährcreme vor allem durchblutungssteigernd, feuchtigkeitsspendend und entzündungshemmend, beruhigend und tonisierend.

Arnika-Massageöl

Zutaten

50 g Arnika-Ölauszug
50 g süßes Mandelöl

Zubereitung

Vermischen Sie die beiden Öle miteinander. In eine dunkle Flasche abfüllen und einmal gründlich schütteln. Kühl aufbewahren!

Anwendung und Wirkung

Massageöl aus heilkräftigen Pflanzen ist ein hochwertiges Kosmetikum für die Körperpflege. Die organischen Pflanzenöle dringen rasch in die Haut ein, sie verbinden sich aufgrund ihrer organischen Beschaffenheit gut mit dem natürlichen Hautfett und werden von der Haut ganz ausgezeichnet resorbiert. Wenn Sie sich regelmäßig massieren lassen, sollten Sie Ihre Flasche Massageöl zum Masseur mitnehmen, denn normalerweise wird für die Massage billiges Mineralöl genommen. Das Arnika-Massageöl glättet und nährt die

Haut, es wirkt durchblutungsfördernd, belebend und regenerierend.

Arnika-Körperpackung

Zutaten

20 g Lanolin anhydrid (2 gehäufte Kaffeelöffel)
3 Eßlöffel Weizenkeimöl
2 Kaffeelöffel Arnika-Tinktur

Zubereitung

Die Zutaten sind für einmalige Anwendung berechnet. Auf dem kochenden Wasserbad Lanolin anhydrid schmelzen und, sobald eine Fettschmelze entstanden ist, vom Feuer nehmen und mit dem Kochlöffel das Weizenkeimöl einrühren. In die Mischung Arnika-Tinktur einrühren. Abkühlen lassen, bis die Mischung gut verstreichbar ist.

Anwendung und Wirkung

Hier ist eine Körperpackung für eine kleine Kur à la Schönheitsfarm zu Hause. Man trägt die Körperpackung nach dem Bad auf, wenn die Poren der Haut rein und gut geöffnet sind. Gründlich massiert man die Packung von Kopf bis Fuß ein. Am besten zieht man sich dann einen älteren Schlafanzug an und läßt die Packung über Nacht einwirken. Am nächsten Morgen wird man sich wie neugeboren fühlen, so zart und erfrischt ist die Haut.

Birke

Betula alba L.

Beschreibung:

In der Botanik unterscheidet man zwei verschiedene Birkenarten: die Hängebirke oder Warzige Birke und die Weichhaarige Birke. In ihrem Aussehen sind die Blätter der beiden Birken zwar etwas verschieden, in ihrer Heilwirkung jedoch gleichwertig. Da Birken bis zu 30 m hoch werden können, wird sich der Sammler auf die gut erreichbaren Blättchen der hier abgebildeten Hängebirke beschränken müssen.

Standort:

Überall in Europa ist die Hängebirke heimisch. Man findet sie eingestreut in Laub- und Nadelwäldern, an Waldlichtungen und Hängen, an Straßenrändern.

Sammeln:

Im Frühjahr sammeln Sie die jungen, noch etwas klebrigen Blätter des fruchtenden Zweigs. Zu Hause werden die Blätter auf Korbgeflecht ausgebreitet und im Schatten getrocknet. Ab und zu umwenden. Die vollkornmen getrockneten Blätter werden zwischen den Fingerspitzen zerrieben; so kann man sie später besser verarbeiten. Birkenblätter bekommt man auch in der Apotheke und in Kräuterhandlungen unter der lateinischen Bezeichnung *Folia Betulae* zu kaufen.

Aus der Kräuterheilkunde:

In der Naturheilkunde zählen neben den Blättern auch die Blattknospe, die Birkenrinde und der Birkensaft zu den heilwirksamen Pflanzenteilen. Die Birkenblätter enthalten Gerbstoff, Saponin, Bit-

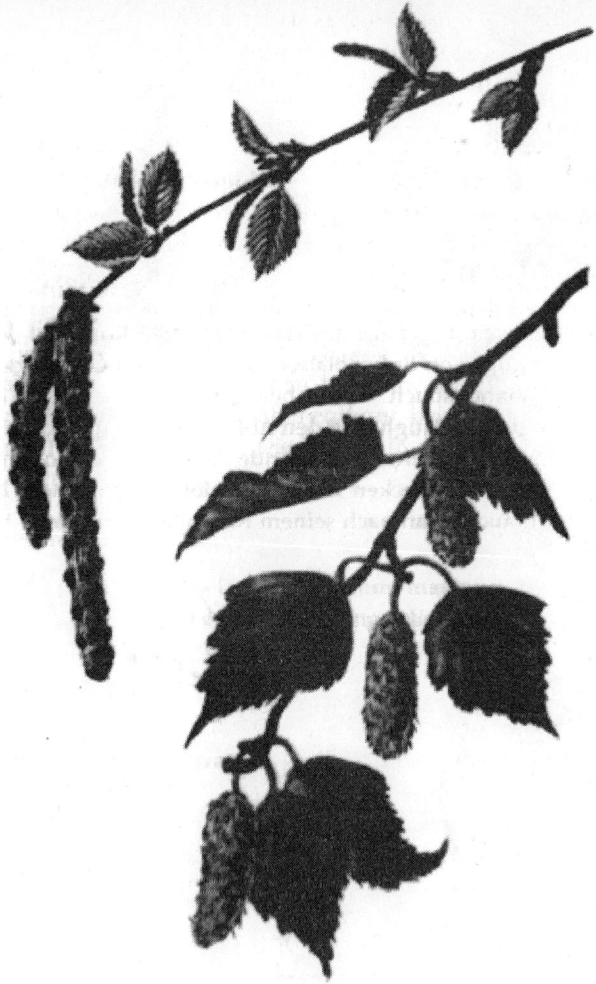

Birke
1. blühender Zweig
2. fruchtender Zweig
mit jungen, zum Sammeln geeigneten Blättern

terstoffe, Säuren, Harz und Vitamin C. Bei innerlicher Anwendung schätzt man den Teeaufguß von getrockneten Birkenblättern bei Nieren- und Blasenleiden.

Kräuterkosmetik:

Insbesondere für die Pflege des Haares und der Kopfhaut sind die Auszüge von Birkenblättern seit alters beliebt. In seinem Schönheitsbuch »Schönheit der Frauen« schrieb im 17. Jahrhundert Sir Hugh Platt den Abreibungen mit Birkenblätter-Teeaufguß auch eine aufhellende Wirkung bei Sommersprossen und Altersflecken zu; 1 Kaffeelöffel getrocknete Birkenblätter braucht man nach seinem Rezept auf eine Tasse heißes Wasser.

Rezepte mit Birkenblättern

Birkenblätter-Tinktur

Zutaten

5 g getrocknete Birkenblätter
100 g Alkohol 70%

Zubereitung

Füllen Sie die Birkenblätter in ein dunkles Apothekerglas mit breiter Öffnung. Mit Alkohol übergießen und den alkoholischen Auszug gut verschlossen 4–6 Wochen an einem warmen Platz im Haus oder an der Sonne stehen lassen, bevor man die Tinktur abseiht und die Blätter entfernt. Beim Abseihen die Blätter gut abtropfen lassen! Die Tinktur in dunkler Flasche aufbewahren.

Verwendung

Fertige Birkenblätter-Tinktur bekommt man auch beim Apotheker zu kaufen; sie ist ein wichtiges Ingrediens für Haarpflegemittel.

Birkenblätter-Kopfwasser

Zutaten

20 g Birkenblätter-Tinktur
80 g Hamameliswasser
3 Tropfen Melissenöl

Zubereitung

Ätherisches Melissenöl bekommen Sie in der Apotheke zu kaufen. Sie werden es noch öfter in diesem Buch für die Parfümierung von Kosmetika finden; deshalb lohnt sich die Anschaffung eines kleinen Fläschchens von etwa 10 oder 20 g.

Lösen Sie zuerst das Melissenöl in der Birkenblätter-Tinktur auf. Hamameliswasser hinzufügen und alles vermischen. Zur praktischen Handhabung empfiehlt es sich, die milchgrüne Flüssigkeit in eine Flasche mit Spritzverschluß abzufüllen.

Anwendung und Wirkung

Bei schuppender und fettender Kopfhaut, bei Haarausfall, Kopfjucken, bei Kopfhaut, die leicht zu entzündlichen Veränderungen neigt, sollte man die Kur mit Birkenblätter-Kopfwasser machen. Zweimal täglich, zumindest aber nach jeder Haarwäsche, wird der Haarboden mit dem Kopfwasser gründlich einmassiert. Neben dem alkoholischen Auszug aus Birkenblättem wirkt auch das Hamameliswasser, das es beim Apotheker zu kaufen gibt, heilend, entzündungshemmend, adstringierend und tonisierend auf die Kopfhaut ein. Der Zusatz von Melissenöl verleiht dem Kopfwasser einen angenehmen Duft und wirkt gleichzeitig durchblutungssteigernd und desinfizierend.

Kräuter-Haarwasser

Zutaten

20 g Birkenblätter-Tinktur
10 g Arnika-Tinktur
10 g Klettenwurzel-Tinktur
60 g Hamameliswasser
5 Tropfen Melissenöl

Zubereitung

Wie man die einzelnen Tinkturen zubereitet, finden Sie unter den jeweiligen Pflanzen. Sie können aber auch alle Zutaten für dieses Rezept fertig beim Apotheker kaufen. Vermischen Sie zuerst alle drei Tinkturen und lösen Sie das Melissenöl darin auf. Nun mit dem Hamameliswasser aufgießen. In eine praktisch zu handhabende Spritzverschlußflasche abfüllen.

Anwendung und Wirkung

Hier haben Sie ein breites Spektrum der besten Pflanzenheilstoffe für Haar und Kopfhaut. Verteilen Sie das Kräuter-Haarwasser tropfenweise auf die Kopfhaut und massieren Sie es sanft ein. Die Konzentration ist recht intensiv, deshalb achten Sie darauf, daß Ihnen das Kopfwasser nicht in die Augen rinnt!

Bei Schuppen, stark fettender Kopfhaut, bei Kopfjucken und Haarausfall ist dieses biologisch reine Kräuterwasser das ideale Regenerierungsmittel. Es klärt und durchblutet, es wirkt sanft desinfizierend und adstringierend und führt bei regelmäßiger Anwendung zur Gesundung der Kopfhaut.

Birkenblätter-Haarspülung

Zutaten

1 Handvoll getrocknete Birkenblätter
1/2 l Wasser

Zubereitung

Dieses Rezept ist nicht zur Anwendung bei hellblondem Haar geeignet, denn der Aufguß von Birkenblättern gibt etwas grünbraune Farbe ab und könnte hellblondes Haar unschön tönen. Bringen Sie das Wasser zum Kochen. Die getrockneten Birkenblätter in eine Porzellanschüssel geben und mit dem kochend heißen Wasser aufgießen. Bedeckt drei Stunden durchziehen lassen, danach die Flüssigkeit abseihen.

Anwendung und Wirkung

Nach jeder Haarwasche sollten Sie das Haar mit frisch zubereitetem Birkenblätter-Aufguß spülen, insbesondere wenn Sie unter fettem Haar, Schuppen, Kopfjucken oder Haarausfall zu leiden haben. Massieren Sie die Kräuterspülung gründlich ins Haar und in die Kopfhaut ein. Nach der Anwendung braucht das Haar nicht mehr gewaschen zu werden.

Birkenblätter-Glanzspülung

Zutaten

1 gehäufter Eßlöffel Birkenblätter
1 1/2 l naturreiner Obstessig

Zubereitung

Die getrockneten Birkenblätter geben Sie in ein Glas mit breiter Öffnung und gießen mit dem Obstessig auf. Gut verschlossen läßt man die Flasche nun 14 Tage an der Sonne oder an einem warmen Platz im Haus stehen. Danach wird der Birkenblätter-Essig abgeseiht.

Anwendung und Wirkung

Nach der Haarwäsche vermischen Sie – je nach Haarlänge – 1/4 Tasse Kräuteressig mit einer 3/4 Tasse Wasser. Mit dieser Mischung wird das Haar gespült und anschließend nicht mehr gewaschen. Der Essig bewirkt die Lösung aller Kalk- und Seifenreste auf Kopfhaut und Haar, während der Birkenblätterauszug heilend und klärend auf die Kopfhaut einwirkt. Bei Schuppen, fettendem Haarboden, bei Kopfjucken und Haarausfall sollten Sie die Birkenblätter-Glanzspülung nach jeder Haarwäsche anwenden. Sie gibt dem Haar schönen Glanz und gute Frisierbarkeit.

Duftender Birkenblätter-Essig

Zutaten

1 Eßlöffel getrocknete Birkenblätter
1 Eßlöffel getrocknete Lavendelblüten
20 Tropfen Lavendelöl
1 l naturreiner Obstessig

Zubereitung

Geben Sie die getrockneten Pflanzenteile in eine Flasche und übergießen Sie diese mit dem Obstessig, den man in Reformhäusern kaufen kann. Gut verschlossen lassen Sie die Mischung eine Woche lang an der Sonne oder an einem warmen Platz im Haus durchziehen. Ab und zu durchschütteln. Dann filtern Sie den Essig durch ein Küchensieb ab und pressen dabei die Pflanzenrückstände gut aus. Anschließend durch den Kaffeefilter klarfiltern. Nun das Lavendelöl einträufeln und einmal tüchtig durchschütteln. Gut verschlossen aufbewahren.

Anwendung und Wirkung

Nach jeder Haarwäsche sollten Sie das Haar mit dem duftenden Kräuteressig spülen. Rechnen Sie hierfür mit 1/4 Tasse Duftessig, die Sie mit 3/4 Tasse warmem Wasser verdünnen. Massieren Sie das Haar und die Kopfhaut leicht mit der Spülung ein. Sie entfernt Kalk- und Seifenrückstände im Haar, sie belebt die Durchblutung der Kopfhaut und macht das Haar gut frisierbar.

Brennessel

Urtica dioica L.

Beschreibung:

In der Botanik werden verschiedene Brennesselarten unterschieden, so etwa die Große Brennessel, die Kleine und Gartenbrennessel. Diese verschiedenen Arten sind je nach Standort, Blattform und Behaarung vielgestaltig, jedoch sind die feinen botanischen Unterschiede für den Sammler ohne Bedeutung, da alle bei uns vorkommenden Brennesselarten die gleichen Heilwirkungen aufweisen.

Standort:

Die verschiedenen Brennesselarten kommen in ganz Europa vor. Vor allem wächst die Brennessel in der Nähe von Häusern und Stallungen, an Hecken, Zäunen und im freien Land auf ungedüngtem Boden.

Sammeln:

Am besten ziehen Sie Gartenhandschuhe über, wenn Sie die Brennessel schneiden. Die beste Zeit zum Sammeln ist der Mai, wenn die Blätter der Pflanze noch jung und zart sind, aber man kann die Brennnesselblätter bis in den frühen Herbst hinein schneiden. Man schneidet die ganze Pflanze. Werden frische Blätter verwendet, zupft man sie zu Hause vorsichtig ab. Sollen die Blätter trocknen, legt man die ganze Pflanze ausgebreitet in den Schatten zum Trocknen auf. Sobald die Blätter gut getrocknet sind, werden sie vom Stengel abgestreift.

Aus der Kräuterheilkunde:

Der Brennessel wurden stets außergewöhnliche Heilkräfte zugeschrieben, sowohl den Blättern wie auch der Wurzel. Wegen ihres hohen Gehalts an mineralischen Spurenelementen wie Natrium, Kalium, Eisen, Magnesium, Kieselsäure und Calcium, außerdem

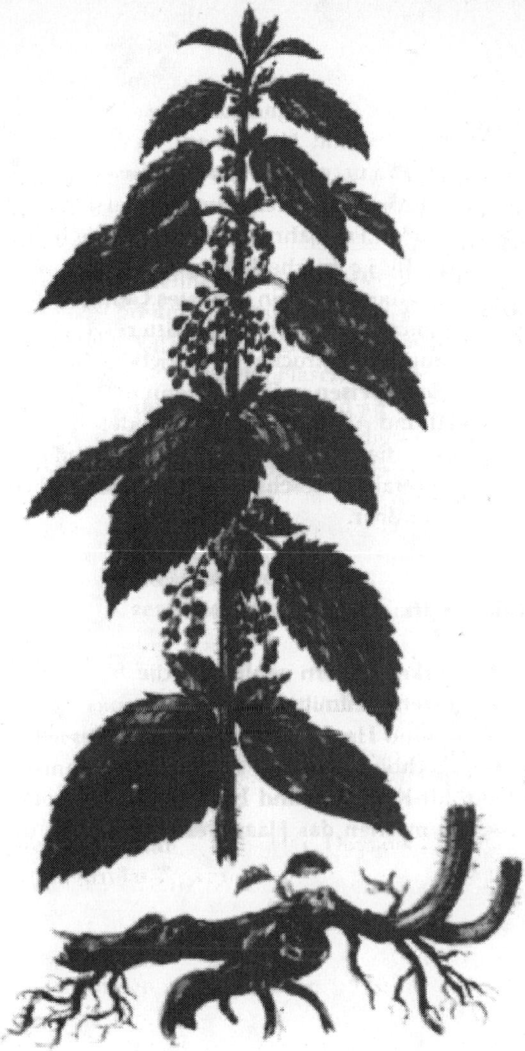

Brennessel

Enzymen und Hormonen, Gerbsäure, Stärkemehl und Vitamin A und C, werden die Brennesselblätter vor allem bei Eisenmangel und als Blutreinigungsmittel sehr geschätzt. Bei der blutreinigenden Frühjahrskur sollte also die Brennessel keinesfalls fehlen. Junge frische Brennesselblätter, wie Spinat in Salzwasser blanchiert, sind ein delikates Gemüse. Auch die Mischung von Spinat- und Brennesselblättern zu gleichen Teilen schmeckt vorzüglich. Getrocknete, zerriebene Brennesselblätter sollte man vielen Speisen zufügen, wenn man unter Eisenmangel, Müdigkeit und Abgespanntheit zu leiden hat. Die getrockneten Blättchen, die sich im Elektromixer staubfein zermahlen lassen, sind neutral im Geschmack und in der täglichen Küche vielseitig verwendbar.

Kräuterkosmetik:

Neben den Birkenblättern zählt man die Brennesselblätter zu den wirksamsten Heilmitteln für die Gesundung und Pflege von Kopfhaut und Haar. Auszüge von Brennesselblättern wirken stark durchblutend und stimulierend, tonisierend und gesundend auf Kopfhaut und Haarboden ein. Spülungen mit Brennesseltee machen das Haar weich, glänzend und gut frisierbar.

Brennessel-Tinktur

Zutaten
3 g frische Brennesselblätter
100 g Alkohol 70%

Zubereitung
Die frisch gezupften Brennesselblätter geben Sie in ein dunkles Apothekerglas mit breiter Öffnung und übergießen sie mit dem Alkohol. Falls die Blätter recht groß sind, in kleine Stücke schneiden. Die gut verschlossene Flasche an die Sonne oder an einen warmen Platz im Haus stellen und ab und zu gut durchschütteln. Nach vier Wochen kann man die Tinktur abseihen. Dabei die Blätter im Sieb gut abtropfen lassen.

Verwendung
Die Tinktur von Brennesseln kann man auch fertig in der Apotheke kaufen. Man verwendet sie vor allem als Ingrediens für Haarwasser.

Brennessel-Kopfwasser

Zutaten

40 g Brennessel-Tinktur · 1/2 Kaffeelöffel Arnika-Tinktur
60 g Hamameliswasser

Zubereitung
Füllen Sie alle Zutaten in eine Flasche mit Spritzverschluß, und schütteln Sie gut durch.

Anwendung und Wirkung
Massieren Sie den Haarboden so oft wie möglich mit dem würzig duftenden Brennessel-Kopfwasser ein. Bei Schuppen, fettendem

Haarboden, bei entzündlichen Veränderungen an der Kopfhaut, bei Haarausfall und schütterem Haarwuchs wirkt das Brennessel-Kopfwasser durchblutungssteigernd, sanft desinfizierend und klärend auf die Kopfhaut ein.

Brennessel-Kopfwasser gegen Schuppen

Zutaten

50 g Brennessel-Tinktur
20 g Klettenwurzel-Tinktur
20 g Calendula-Tinktur
20 Tropfen Rosmarinöl
100 g Hamameliswasser

Zutaten

Die Tinkturen miteinander vermischen und das Rosmarinöl darin auflösen. Mit dem Hamameliswasser aufgießen und in dunkle Flasche abfüllen.

Anwendung und Wirkung

Das würzig duftende Brennessel-Kopfwasser eignet sich ideal zur täglichen Einreibung des Haarbodens. Es belebt, durchblutet und klärt die Kopfhaut, ohne sie allzu stark zu entfetten. Die heilenden Kräutersubstanzen wirken vor allem der Bildung von Schuppen entgegen. Als Anti-Schuppenkur sollte man das Kopfwasser deshalb regelmäßig anwenden.

Brennessel-Haarspülung

Zutaten

2 Handvoll frische oder getrocknete Brennesselblätter
1/2 l Wasser
1/4 l Obstessig

Zubereitung

Die Zutaten reichen – je nach Haarlänge – für mehrere Anwendungen. Bringen Sie das Wasser zum Kochen. Die Brennesselblätter in eine Porzellanschüssel geben, mit dem kochenden Wasser übergießen und drei Stunden lang bedeckt durchziehen lassen. Die Flüssigkeit abseihen, Brennesseln dabei gut ausdrücken. Den Obstessig mit dem Brennesselaufguß vermischen. In große Haushaltsflasche abfüllen und verschlossen aufbewahren.

Anwendung und Wirkung

Mit diesem Aufguß aus Brennesselblättern haben Sie eine sehr schöne Glanzspülung nach der Haarwäsche. Massieren Sie die Spülung nicht nur ins Haar, sondern auch in die Kopfhaut ein. Die Kräuterspülung aus Brennesseln macht Ihr Haar glänzend, gut frisierbar und wirkt zudem heilend auf Haarboden und Kopfhaut.

Brennessel-Kräuterfestiger für dunkles Haar

Zutaten

1 Eßlöffel Brennesselblätter
1/4 l Wasser
1/2 Kaffeelöffel reiner Bienenhonig

Zubereitung

Geben Sie die Brennesselblätter – es können frische oder getrocknete sein – in eine Schüssel und übergießen Sie sie mit dem kochend heißen Wasser. Bedeckt 15 Min. lang durchziehen lassen. Den warmen Brennesseltee abseihen und den Bienenhonig darin auflösen.

Anwendung und Wirkung

Spülen Sie das Haar nach jeder Wäsche mit diesem frisch zubereiteten Haarfestiger, wenn Ihr Haar glanzlos und fett ist. Während der Bienenhonig sanft festigend und übrigens keineswegs klebrig wirkt, verhelfen die in den Brennesseln enthaltenen Heilstoffe zu glänzendem Haar und gesunder Kopfhaut.

Brennessel-Kurshampoo

Zutaten

1 Handvoll frische oder getrocknete Brennesselblätter
3/4 l destilliertes Wasser
10 g Pottasche
50 g weiße Schmierseife (Silberseife)
50 g Brennessel-Tinktur
1 Kaffeelöffel Rosmarinöl

Zubereitung

Bringen Sie das Wasser zum Kochen. Die Brennesselblätter in eine Porzellanschüssel legen und mit 1/4 l des kochenden Wassers übergießen. Bedeckt drei Stunden durchziehen lassen, dann den grünen Aufguß durch ein Küchensieb abseihen. Im restlichen kochenden Wasser zuerst die Schmierseife lösen, dann die Pottasche dazugeben, und alles 30 Minuten lang kochen lassen. Die Flüssigkeit vom Herd nehmen, abkühlen lassen und den Brennesselaufguß dazugeben. Das Rosmarinöl in der Brennessel-Tinktur auflösen und untermischen. Alles in eine formschöne Flasche abfüllen.

Anwendung und Wirkung

Für fettes Haar, Schuppen und stark fettende Kopfhaut ist dieses biologische Kurshampoo gedacht. Es ist ein Genuß, sich mit diesem duftenden, olivgrünen Shampoo den Kopf zu waschen, und wenn man es kaufen könnte, würde man sicher viel Geld dafür ausgeben. Jedoch sind die Fertigshampoos größtenteils auf Detergentien aufgebaut. Die Detergentienshampoos waschen zwar das Haar gründlich sauber, ihr Nachteil besteht jedoch darin, daß sie das Haar viel zu sehr entfetten. Das nach einer solchen »Abbeizwäsche« relativ ungeschützte Haar zieht um so schneller wieder Schmutz an und fettet viel zu schnell nach. Spülen Sie das Haar, wie nach jeder Haarwäsche, mit verdünntem Obstessig oder verdünntem Zitronensaft. Das entfernt Seifen- und Kalkrückstände und macht das Haar glänzend, weich und gut frisierbar.

Calendula
Ringelblume

Calendula officinalis L.

Beschreibung:

Die Ringelblume gehört gewiß zu den meist angepflanzten Blumen in unseren ländlichen Gärten. Ursprünglich stammt sie aus Südeuropa, aber selbst in unseren weniger warmen Klimazonen ist sie ganz heimisch geworden. Der Stengel der Calendula kann bis zu 60 cm hoch werden; er wächst verästelt und ist filzig behaart. Die gelben bis orangefarbenen Blüten erreichen einen Durchmesser bis zu 4 cm. Die fein behaarten Blätter der Ringelblume sind wechselständig und fühlen sich, wie auch der Stengel, etwas klebrig an.

Standort:

Samen von Ringelblumen bekommt man überall in Samenhandlungen zu kaufen, und der Anbau im eigenen Garten lohnt sich nicht allein für dekorative Blumengestecke. Die getrockneten Blütenblätter der Ringelblumen sind vielseitig verwendbar. Wenn Sie keine Möglichkeit haben, die Ringelblume selbst anzupflanzen, können Sie die getrockneten Calendulablütenblätter unter der lateinischen Bezeichnung *Flores Calendulae sine Calycibus* in Kräuterhandlungen und Apotheken kaufen.

Sammeln:

Von Juni bis Ende Oktober blüht die Ringelblume. Man schneidet die ganze Blüte bei schönem Wetter und legt die Blütenköpfe ausgebreitet an einen trockenen, zugfreien, schattigen Platz, um sie vorzutrocknen. Nach einigen Tagen zupft man dann die Randblüten, die man schön ausgebreitet zugfrei und schattig trocknen läßt.

Aus der Kräuterheilkunde:

Durch ihren Gehalt an ätherischem Öl, Harz, Saponinen, Gummi, pflanzlichem Schleim und Eiweißstoffen sowie an Calendulin, einem karotinartigen, gelblichen Farbstoff, erreichte die Ringelblume den Ruf einer hervorragenden Heilpflanze. Ein großer Befürworter der Ringelblume war Pfarrer Kneipp. Nicht nur äußerlich ähnelt die Ringelblume der Arnika, auch im Hinblick auf ihre Heilwirkungen kommt sie der Arnika nahe. Mit Extrakten aus Calendulablüten werden äußerlich in Form von feuchten Umschlägen oder eingearbeitet in Salben zahlreiche Verletzungen der Haut und des Gewebes behandelt, so etwa Wunden mit verzögerter Heiltendenz, Verbrennungen wie Sonnenbrand, Ekzeme, Schnitte, Abschürfungen und Schrunden. Es ist längst medizinisch nachgewiesen, daß mit Hilfe der Calendula-Extrakte Entzündungen rasch abklingen und die Heilung von Wunden beschleunigt wird.

Bei innerlicher Anwendung schätzt man den Teeaufguß aus frischen oder getrockneten Ringelblumenblütenblättern bei Erkrankungen des Magens und des Darms. Für die Teezubereitung rechnet man 2 Teelöffel Blütenblätter auf 1 Tasse heißes Wasser. Bei nervösen Magenbeschwerden hat sich auch die folgende Teemischung bewährt: 10 g Ringelblumenblütenblätter, 10 g Brennessel, 10 g Ehrenpreis, 10 g Eichenrinde, 10 g Schellkraut. Die getrockneten Pflanzenteile bekommt man in Kräuterhandlungen und Apotheken zu kaufen. Man mischt die Pflanzen untereinander und bewahrt sie gut verschlossen auf. Man rechnet 1 Teelöffel der Mischung auf 1 Tasse Wasser; den heißen Teeaufguß 10 Minuten durchziehen lassen und den warmen Tee mit Honig gesüßt trinken.

Kräuterkosmetik:

In der Kräuterkosmetik spielt die Calendula eine wichtige Rolle. Sowohl der alkoholische wie der ölige Auszug aus den Blütenblättern ist vielseitig verwendbar. Da sind einmal die zirkulationsfördernden, adstringierenden und entzündungshemmenden Eigenschaften der Calendula, ihre reinigenden und klärenden sowie beruhigenden

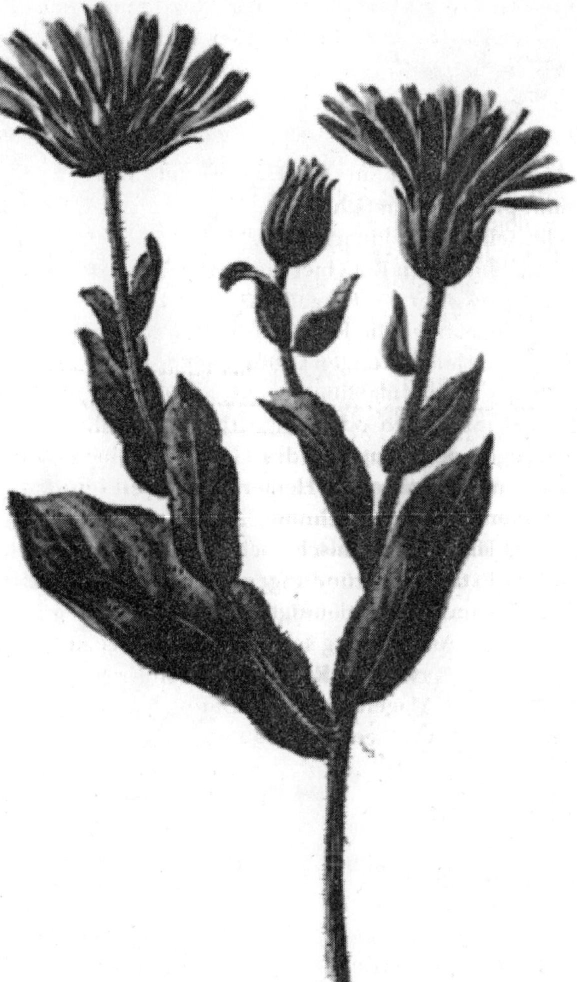

Calendula (Ringelblume)

Wirkungen, die sie zum idealen Bestandteil von kosmetischen Produkten für sensible, trockene und auch alternde Haut machen. So ist in seiner biologischen Einheit der ölige Auszug aus den Blüten der Calendula eine Kostbarkeit als Ingrediens für Cremes, Reinigungsmittel und Hautöle. Zahlreiche Schönheitsbücher der Vergangenheit loben die tonisierende Wirkung der Calendula auf die Haut. Als Zusatz zum Gesichtsdampfbad, als Aufguß und feuchte Kompresse wird die Calendulablüte immer wieder erwähnt.

Calendula-Ölauszug

Zutaten

10 g getrocknete Calendulablütenblätter
100 g Sojabohnenöl

Zubereitung

Falls Sie einen größeren Bedarf für Calendula-Öl haben, stellen Sie einfach die doppelte oder dreifache Menge davon her. Sie müssen nur bei der Zubereitung darauf achten, daß die Blütenblätter ganz vom Öl bedeckt sind.

Geben Sie die Blütenblätter in ein dunkles Apothekerglas mit breiter Öffnung, und übergießen Sie die Blüten mit dem Öl. Gut verschlossen stellt man die Flasche an einen warmen Platz im Haus und schüttelt sie gelegentlich gut durch. Nach 14 Tagen bis 3 Wochen seiht man das goldgelbe Öl ab und drückt die Blütenblätter dabei gut aus.

Verwendung

Das goldene Calendula-Öl kann man in dieser Form bestens als Körpermassageöl verwenden, insbesondere bei schlecht durchbluteter und rauher Haut. Der Calendula-Ölauszug wird außerdem als Bestandteil hochwertiger Cremes verarbeitet.

Calendula-Tinktur

Zutaten

5 g getrocknete Calendulablütenblätter
100 g Alkohol 70%

Zubereitung

Die getrockneten Blütenblätter füllt man in ein dunkles Apothekerglas und übergießt sie mit dem Alkohol. Etwa 6 Wochen sollte die gut verschlossene Flasche in der Sonne oder an einem warmen Platz stehen, bevor die Tinktur abgeseiht wird. Hierbei die Blätter im Sieb gut abtropfen lassen.

Mit gekochtem Wasser verdünnt kann man die Tinktur für feuchtwarme Umschläge anwenden. Sie hilft bei entzündeter Haut, bei Verletzungen der Haut und des Gewebes, gegen Schwellungen, Muskelzerrungen und Quetschungen. Es ist deshalb ratsam, einen größeren Vorrat der Tinktur für die Hausapotheke herzustellen.

Der alkoholische Auszug aus den Blütenblättern der Calendula findet außerdem in solchen kosmetischen Mitteln Verwendung, die der Tonisierung und Gewebeneubildung der Haut dienen.

Calendula-Gesichtsdampfbad

Zutaten

2 Eßlöffel Calendula-Tinktur
1 l Wasser

Zubereitung

Bringen Sie das Wasser zum Kochen. Vom Feuer nehmen und die Calendula-Tinktur zufügen.

Anwendung und Wirkung

Beugen Sie sich über den dampfenden Topf und schwitzen Sie unter einem schützenden Frotteehandtuch. Bei trockener Haut genügen 2-3 Minuten, bei fetter, entzündlicher Haut können Sie bis 8 Minuten dampfen, wobei Sie das Wasser noch einmal erhitzen. Das Calendula-Gesichtsdampfbad reinigt gründlich und wirkt gleichzeitig Entzündungen der Haut entgegen. Bei verstopften Poren und entzündlicher Haut sollte man es deshalb öfters anwenden.

Calendula-Reinigungsöl

Zutaten

70 g Calendula-Ölauszug
8 g Tween 80 (1 1/2 Kaffeelöffel)
20 g Weizenkeimöl
Parfümöl (bei Bedarf)

Zubereitung

Die Zubereitung dieses hydrophilen Reinigungsöls ist höchst einfach: Füllen Sie alle Zutaten in eine Flasche, und schütteln Sie die Flasche einmal gründlich durch. Nun können Sie noch Parfümöl nach Ihrem Geschmack zugeben. Hier ein paar Vorschläge: 2 Tropfen Pfefferminzöl oder 3 Tropfen Melissenöl oder 3 Tropfen Rosmarinöl oder 3 Tropfen synthetisches Rosenöl. Seien Sie vorsichtig mit der Parfümierung, denn allzuviel Parfüm könnte bei der Anwendung die Augen reizen.

Anwendung und Wirkung

Zur Entfernung von öl- und wasserlöslichem Schmutz ist dieses Reinigungsöl besonders gut geeignet. Massieren Sie das Gesicht leicht damit ein und waschen Sie anschließend das Öl mit reichlich warmem Wasser ab. Zur Nachreinigung der Haut verwenden Sie anschließend ein erfrischendes Gesichtswasser. Für trockene und sensible Haut ist die Calendula-Reinigung besonders geeignet.

Calendula-Gesichtswasser

Zutaten

30 g Calendula-Tinktur
70 g Rosenwasser
3 Tropfen Rosenöl

Zubereitung

Lösen Sie zuerst das Rosenöl in der Calendula-Tinktur auf. Nun mit dem Rosenwasser vermischen und in eine Flasche abfüllen.

Anwendung und Wirkung

Das herrlich duftende, zartgelbe Calendula-Gesichtswasser wirkt mild adstringierend und tonisierend auf empfindliche und trockene Haut. Beträufeln Sie einen Wattebausch damit und reiben Sie sanft das Gesicht und den Hals nach der Hautreinigung ab.

Calendula-Nährcreme

Zutaten

5 g Bienenwachs
15 g Lanolin anhydrid (1 1/2 gehäufte Kaffeelöffel)
50 g Calendula-Ölauszug
40 g Rosenwasser
1/2 Kaffelöffel reiner Bienenhonig
3 Tropfen Rosenöl

Zubereitung

Schmelzen Sie auf dem kochenden Wasserbad zuerst das Bienenwachs und Lanolin anhydrid. Sobald eine klare Fettschmelze entstanden ist, fügen Sie den Calendula-Ölauszug hinzu und erwärmen alles auf 60 Grad. Inzwischen erwärmen Sie in einem feuerfesten Porzellantöpfchen auch das Rosenwasser und lösen den Bienenhonig darin auf. Die Mischung ebenfalls auf 60 Grad erwärmen. Die Fettschmelze vom Feuer nehmen und mit dem elektrischen Handrührmixer auf kleinster Stufe das Rosenwasser einrühren. Langsam weiterrühren, bis die Mischung handwarm abgekühlt ist. Mit dem Rosenöl parfümieren und rühren, bis die Creme erkaltet. In Cremetöpfchen abfüllen und eine Weile stehenlassen. Vor dem Verschließen nochmals kurz umrühren.

Anwendung und Wirkung

Diese biologisch besonders hochwertige Creme wird von empfindlicher, trockener und nervöser Haut gut vertragen. Hauchfein wird die honiggelbe, duftende Calendula-Creme über Gesicht und Hals verteilt. Als Tages- und Nachtcreme ist sie gleichermaßen gut geeignet. Bei regelmäßigem Anwenden klärt sie das Hautbild und verhilft zu einem klaren, gesättigten Aussehen der Haut.

Duftendes Calendula-Ölbad

Zutaten

80 g Calendula-Ölauszug
1 Eßlöffel Tween 80
1 Eßlöffel Zitronenöl

Zubereitung

Die Zutaten sind für mehrere Bäder berechnet. Füllen Sie alle Zutaten in eine Flasche und schütteln Sie einmal gut durch. Wenn Sie statt Zitronenöl einem anderen ätherischen Duftöl den Vorzug geben, nehmen Sie eine andere Duftnote. Beispielsweise Rose, Iris, Vetiver, Jasmin, Maiglöckchen, Orangenblüte.

Anwendung und Wirkung

Dieses duftende Ölbad werden Sie genießen, vor allem, wenn Ihre Haut durch Schaumbadezusätze trocken und spröde geworden ist. Das Öl verteilt sich vollkommen im Wasser, und kein klebriger Ölfilm bleibt auf der Haut oder in der Badewanne zurück. Man braucht nur einen kleinen Spritzer dieses goldenen Badeöls, um dem Bad ein angenehmes »Aroma« zu verleihen. Gleichzeitig wirkt das Öl auf trockene Körperhaut rückfettend, reizlindernd und beruhigend.

Calendula-Blumenbad

Zutaten

60 g Calendula-Ölauszug
1 Kaffeelöffel Zimtöl
1 Kaffeelöffel Zitronenöl
1 Kaffeelöffel Jasminöl
1 Kaffeelöffel Rosenöl (synthetisch)
1 Eßlöffel Tween 80

Zubereitung

Alle Zutaten geben Sie in eine dunkle Flasche und schütteln einmal kräftig durch.

Anwendung und Wirkung

Dieses herrlich duftende Badeöl eignet sich vor allem als Badezusatz gegen Müdigkeit, Abgespanntheit und fördert Ihr Wohlbefinden. Einen kleinen Spritzer davon gibt man ins warme Badewasser, und schon verbreitet das wasserlösliche Badeöl seinen wunderbar aromatischen Duft. Seine belebende und gleichzeitig hautpflegende Wirkung machen das Baden zum Genuß.

Ehrenpreis

Veronica officinalis L.

Beschreibung:

Man nennt den Echten Ehrenpreis auch Waldehrenpreis und unterscheidet ihn von mehreren Ehrenpreisarten, wie etwa dem Efeublättrigen Ehrenpreis oder dem Feldehrenpreis. Wenn auch die weniger wertvollen Ehrenpreisarten meist früher blühen als der Echte Ehrenpreis, teilweise auch kleiner wachsen, besteht doch die Möglichkeit, ihn zu verwechseln. Der Wurzelstock des Echten Ehrenpreis treibt niederliegende, holzig aussehende Stengel, die sich etwa 20 bis 30 cm vom Boden erheben. Der kriechend aufsteigende Stengel hat kurz gestielte, verkehrt eiförmige, graugrüne, weichhaarige Blättchen mit gesägten Rändern. In der Blütezeit stehen in den oberen Blattachseln die kleinen blaß-blauen Blüten, sie sind dunkler geädert und tragen einen Kelch mit vier Zipfeln. Zerreibt man die Blüte zwischen den Fingerspitzen, bleibt ein würziger Duft; auch daran kann man den Echten Ehrenpreis von anderen Ehrenpreisarten unterscheiden.

Standort:

Den Echten Ehrenpreis findet man auf Heiden, mageren Wiesen, in lichten Laub-, Misch- und Nadelwäldern.

Sammeln:

Von Juni bis August schneidet man das blühende Kraut. Die ganze Pflanze wird einzeln aufgelegt, im Schatten getrocknet und nach der Trocknung fein zerschnitten. Unter der lateinischen Bezeichnung *Herba Veronicae* kann man den getrockneten Ehrenpreis in Kräuterhandlungen und Apotheken kaufen.

Aus der Kräuterheilkunde:

Seit dem Mittelalter gilt der Echte Ehrenpreis als Universalmittel gegen zahlreiche Krankheiten. So hat er einige Volksnamen, die seinen guten Ruf als Heilpflanze belegen; man nennt ihn auch Grindheil, Allerweltsheil, Steh auf und geh weg! Als Blutreinigungstee und als Hustentee wird er gerne getrunken. Auch als Schönheitstee bei unreiner Haut und Akne kann man den Ehrenpreis sehr gut verwenden. Hier das Rezept einer klassischen Teemischung gegen unreine Haut und Akne: 100 g Ehrenpreiskraut, 50 g Nußblätter, 50 g Stiefmütterchen und 50 g Holunderblätter. Alle Heilkräuter erhält man in Apotheken und Kräuterhandlungen. Man vermischt die getrockneten Kräuter miteinander und bewahrt sie trocken und dunkel auf. Mit 1 Tasse kochend heißen Wassers werden je 2 Teelöffel der Mischung übergossen. 10 Minuten durchziehen lassen und den Tee mit Honig gesüßt trinken.

Kräuterkosmetik:

Die im Ehrenpreis enthaltenen Bitterstoffe, Gerbsäure, ätherisches Öl und das Glykosid Aucubin wirken nicht nur bei innerlicher Anwendung. Auch in naturreinen kosmetischen Mitteln kommen die Wirkstoffe gut zum Einsatz; sie sind vor allem sekretionsfördernd, reinigend und heilend. Im Idealfall verbindet man bei Akne und unreiner Haut eine Teekur mit der äußerlichen Anwendung von Auszügen aus dem Echten Ehrenpreis.

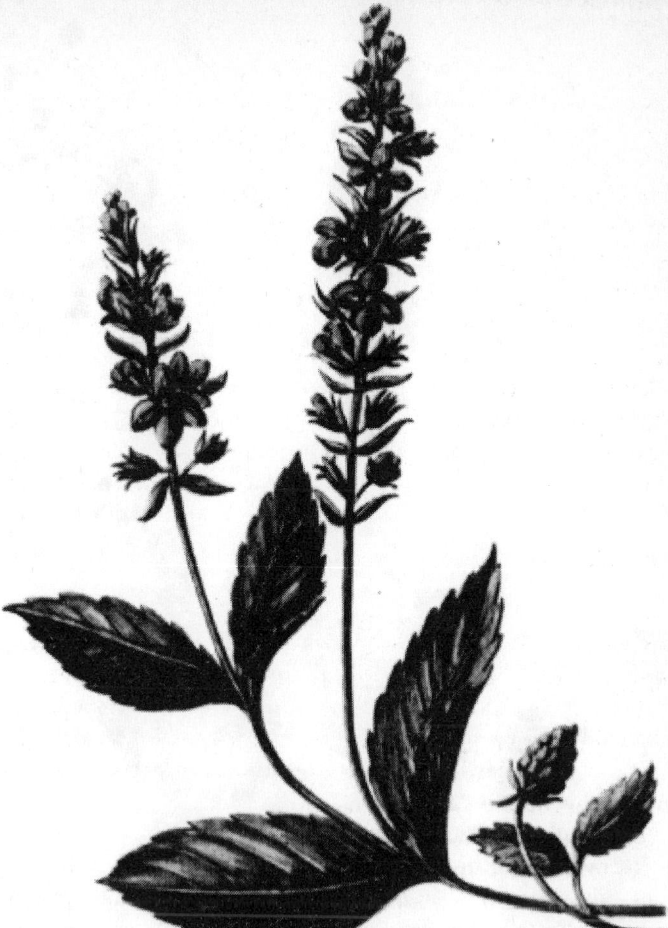

Ehrenpreis

Kräuter-Gesichtsdampfbad

Zutaten

1 Handvoll Ehrenpreiskraut
1 Eßlöffel Rosmarin
1 Eßlöffel Thymian
2 l Wasser

Zubereitung

Füllen Sie die getrockneten Kräuter in eine Porzellanschüssel. Bringen Sie etwa 2 Liter Wasser zum Kochen, und übergießen Sie damit die Kräutermischung. Nun beugen Sie sich sofort über den dampfenden Topf und bedecken den ganzen Kopf zeltartig mit einem Frotteehandtuch, damit kein kostbarer Kräuterdampf entweichen kann.

Anwendung und Wirkung

8 bis 10 Minuten sollten Sie schwitzen, um die beste Wirkung zu erzielen. In dieser Zeit wird das Dampfbad abkühlen, deshalb gießen Sie entweder etwas kochendes Wasser nach oder erwärmen die Mischung nochmals rasch auf dem Herd. Nach dem Gesichtsdampfbad tupfen Sie das Gesicht mit dem Frotteehandtuch ab und reinigen die Haut mit Hamameliswasser nach.

Legen Sie sich einen kleinen Vorrat der genannten Kräuter an, wenn Sie systematisch gegen unreine Haut, Akne und verstopfte Poren etwas unternehmen wollen. Sie bekommen die Heilkräuter in Kräuterhandlungen und Apotheken. Bei regelmäßiger Anwendung verhilft Ihnen das porenentschlackende Kräutergesichtsdampfbad mit seiner durchblutungssteigernden, sekretionslösenden und antiseptischen Wirkung zu einer schönen klaren Haut.

Ehrenpreis-Friktion

Zutaten

1 Handvoll Ehrenpreiskraut
3/4 l Wasser

Zubereitung

Geben Sie das getrocknete Ehrenpreiskraut in eine große Schüssel. Nun bringen Sie das Wasser zum Kochen und übergießen damit die Kräuterteile. 20 Minuten bedeckt durchziehen lassen.

Anwendung und Wirkung

Waschen Sie mit beiden Händen das gut gereinigte Gesicht, indem Sie die Kräuter sanft massierend auf der Haut zerreiben. Bringen Sie etwas Geduld für die Abreibung mit dem Ehrenpreis auf, es wird sich gewiß lohnen. Wenn Sie sich etwa 5 Minuten in der Woche für diese wunderwirkende Kur Zeit nehmen können, werden Sie bald den guten Erfolg sehen. Die Haut wird klar, und Hautentzündungen kommen rasch zum Abklingen. So sind die Friktionen mit Ehrenpreiskraut besonders für unreine, fette Haut und Akne zu empfehlen.

Nach der Kur wird das Gesicht mit warmem Wasser klargespült und mit Hamameliswasser nachgereinigt.

Ehrenpreis-Tonikum

Zutaten

1 Handvoll Ehrenpreiskraut
1/2 Handvoll Eibischwurzel
1 Handvoll Rosmarin
70 g reiner Alkohol 96%
ca. 3/4 l destilliertes Wasser

Zubereitung

Die getrockneten Kräuterteile geben Sie in eine Porzellanschüssel und vermischen sie. Nun gießen Sie den reinen Alkohol darüber und füllen mit so viel destilliertem Wasser auf, bis alles schön durchtränkt ist und die Kräuter mit Wasser gut bedeckt sind. Binden Sie die Schüssel mit einem Leinentüchlein zu, damit der Inhalt vor Verunreinigung geschützt bleibt.

Nach einigen Tagen binden Sie das Tuch auf und prüfen, ob die Kräuter noch gut durchnäßt sind. Eventuell nochmals mit destilliertem Wasser aufgießen. Nach insgesamt 8 Tagen pressen Sie die Mischung durch ein sauberes Leinentuch oder durch ein Küchensieb, und anschließend lassen Sie die herb duftende Lotion durch Kaffeefilterpapier laufen, um alle Rückstände zu beseitigen. In dunkle Glasflasche abfüllen.

Anwendung und Wirkung

Dieser wäßrige und alkoholische Auszug aus dem Ehrenpreiskraut ist ein Gesichtswasser von bester biologischer Qualität. Die speziell für die unreine und Akne-Haut abgestimmte Kräutermischung regt die Durchblutung der Hautzellen an, sie reinigt gründlich und wirkt gleichzeitig heilend und klärend auf die entzündliche Haut ein. Auch hilft das Tonikum, nach der Gesichtsreinigung den natürlichen Säuremantel der Haut rasch zu regenerieren. Man beträufelt einen Wattebausch mit dem Ehrenpreis-Tonikum und reibt sanft das Gesicht und den Hals damit ab. Mehrmals täglich sollte man das Tonikum anwenden. Auch zur Pflege unreiner Körperhaut ist es gut geeignet.

Ehrenpreis-Reinigungscreme

Zutaten

5 g weißes Wachs
10 g Kakaobutter
5 g Wollwachsalkohole
30 g Vaselinöl oder Babyöl

30 g Ehrenpreisaufguß
3 Tropfen Rosmarinöl

Zubereitung

Zuerst stellen Sie den Ehrenpreisaufguß her. Hierzu lassen Sie eine große Tasse Wasser 10 Minuten kochen. Dann übergießen Sie 1 knappen Eßlöffel getrocknetes Ehrenpreiskraut mit dem abgekochten heißen Wasser. Bedecken und 3 Stunden durchziehen lassen. Danach seihen Sie den Aufguß ab. 30 g brauchen Sie für die Weiterverarbeitung.

Die ersten vier Zutaten schmelzen Sie im feuerfesten Glastopf auf dem kochenden Wasserbad und bringen die Fettschmelze auf eine Temperatur von 60 Grad. Nun erwärmen Sie den Ehrenpreisaufguß ebenfalls auf 60 Grad und rühren 30 g davon mit dem elektrischen Handrührmixer auf kleinster Stufe unter die Fettschmelze. Langsam rühren, bis die Creme handwarm abgekühlt ist, dann mit dem Rosmarinöl parfümieren und die Creme langsam kaltrühren. In Cremetöpfchen abfüllen.

Anwendung und Wirkung

Diese Reinigungscreme ist speziell als Abschminke gut zu gebrauchen. Man trägt die leicht verstreichbare Creme mit den Fingerspitzen auf Gesicht und Hals auf und entfernt sie anschließend mit einem weichen Papiertuch. Hiermit werden bei der Reinigung aber nur die fettlöslichen Schmutzreste von der Haut entfernt, und deshalb sollte dieser Reinigung eine gründliche Wäsche mit warmem Wasser folgen. Wenn Sie Seife vertragen, waschen Sie anschließend das Gesicht mit milder Babyseife, oder massieren Sie das Gesicht mit feuchter Weizenkleie, die gleichzeitig heilend wirkt. Gut abspülen. Nach dieser gründlichen Entfernung aller öl- und wasserlöslichen Schmutzsubstanzen reinigen Sie die Haut mit einem Gesichtswasser nach.

Ehrenpreis-Heilsalbe

Zutaten

5 g Zinksalbe
5 g Bienenwachs
20 g Olivenöl
10 g Lebertran
20 g Ehrenpreistee
3 Tropfen Rosmarinöl

Zubereitung

Zuerst wird der Ehrenpreistee zubereitet. Eine große Tasse Wasser lassen Sie dazu 10 Minuten kochen, dann übergießen Sie einen Eßlöffel Ehrenpreiskraut damit. Bedecken und drei Stunden durchziehen lassen. Dann seihen Sie den Tee ab. 20 g davon brauchen Sie für die Weiterverarbeitung.

Inzwischen schmelzen Sie die ersten beiden Zutaten auf dem kochenden Wasserbad, fügen dann das Olivenöl und den Lebertran hinzu und erwärmen alles auf 60 Grad. In einem feuerfesten Porzellantöpfchen nun auch den Ehrenpreistee auf 60 Grad erwärmen. Die Fettschmelze vom Feuer nehmen und den Ehrenpreistee mit dem elektrischen Handrührmixer auf kleinster Stufe einrühren. Sobald die Creme handwarm abgekühlt ist, das Rosmarinöl einträufeln und weiterrühren, bis die Creme erkaltet.

Anwendung und Wirkung

Die Ehrenpreis-Heilsalbe ist hervorragend geeignet, um kleine Entzündungen, Verletzungen, Pickel und Mitesser zu heilen. Man trägt sie auf die betreffenden Stellen auf und läßt sie über Nacht einwirken.

Eibisch

Althaea officinalis L.

Beschreibung:

Aus dem weißen, fleischigen Wurzelstock des Echten Eibisch wachsen zuerst grüne, unbehaarte Wurzelblätter und dann an dem bis zu 2 m hohen, weißfilzigen Stengel spitzenförmig gelappte, ungleich gezahnte Blätter hervor. Durch einen grünfilzigen Kelch geschützt, wachsen die Blüten üppig in den Blattwinkeln in einer Farbenskala von Rosa bis Weiß. Botanisch zählt der Echte Eibisch zur Familie der Malvengewächse.

In unseren Bauerngärten wurde der Echte Eibisch früher sehr viel angepflanzt, denn damit hatte man nicht nur dekorative Blumen im Garten; aus Blüten, Blättern und Wurzeln ließ sich jederzeit allerlei Heilwirksames für Menschen und Tiere zubereiten. Man sollte in diesem Zusammenhang erwähnen, wie sinnvoll in früheren Zeiten die klösterlichen und bäuerlichen Kräutergärten angelegt waren. Hier fand man nicht allein die aromatischen Kräuter zum Würzen der Speisen, der Kräutergarten war auch immer eine kleine Hausapotheke. Samen vom Echten Eibisch gibt es in Samenhandlungen zu kaufen; von Juli bis September kann man sich an den rosafarbenen Blüten erfreuen.

Standort:

Ursprünglich war der Eibisch in Südeuropa heimisch, da er die salzigen Böden in Meeresnähe liebt. Heute reicht sein Verbreitungsgebiet von Mitteleuropa über Westsibirien bis Zentralasien. Den wildwachsenden Eibisch finden Sie an sonnigen Plätzen, auf Weiden, feuchten Wiesen, an Gräben, Hecken und Ufern, an feuchten, sonnigen Waldrändern.

Sammeln:

Von Juli bis Anfang September blüht der Echte Eibisch. Wir sammeln die Blüten zur Blütezeit, die Blätter nach der Blütezeit, und die wertvolle Wurzel wird nach der Blütezeit im Herbst ausgegraben. Die Blüten und Blätter werden luftig im Schatten getrocknet. Die Wurzel wird nach der Ernte gründlich abgebürstet, dann zieht man die feste Rindenschicht der Wurzel ab. Beim Schälen der Rindenschicht werden auch schadhafte Stellen abgeschnitten. Die sauber geschälte Wurzel schneidet man in kleine Würfel und legt sie zum Trocknen auf eine luftdurchlässige Unterlage, beispielsweise auf Korbgeflecht. So werden die Wurzelteilchen luftig im Schatten getrocknet und auch nach der Trocknung luftig aufbewahrt. Alle Pflanzenteile des Echten Eibisch kann man auch in Kräuterhandlungen kaufen: die Wurzel *(Radix Althaeae)*, die Blätter *(Folia Althaeae)* und die Blüten *(Flores Althaeae)*.

Aus der Kräuterheilkunde:

Der Eibisch besitzt vor allem in der Wurzel, aber auch in den Blättern wertvollen pflanzlichen Schleim, ferner Zucker, Stärke, Pektin, Gerbstoff, fettes Öl und Mineralsalze. Um den heilwirksamen Pflanzenschleim zu gewinnen, setzt man die Pflanzenteile des Eibisch stets mit kaltem Wasser an. Lassen Sie eine Mischung aus gleichen Teilen der getrockneten Blüten, Blätter und Wurzel 8 Stunden in kaltem Wasser ziehen; abgeseiht und dann leicht trinkwarm erwärmt, gilt der Tee als besonders wirksam bei Erkältungen, Bronchialleiden und Erkrankungen der Harnorgane. In gleicher Weise wie den Tee bereitet man auch den Auszug für Umschläge, die sich als gutes Heilmittel bei entzündeter Haut bewährt haben.

Kräuterkosmetik:

Der wertvolle pflanzliche Schleim der Eibischwurzel ist ein geradezu ideales kosmetisches Mittel bei trockener und unreiner Haut. Die Schleimstoffe hüllen die Haut ein und wirken dadurch heilend, be-

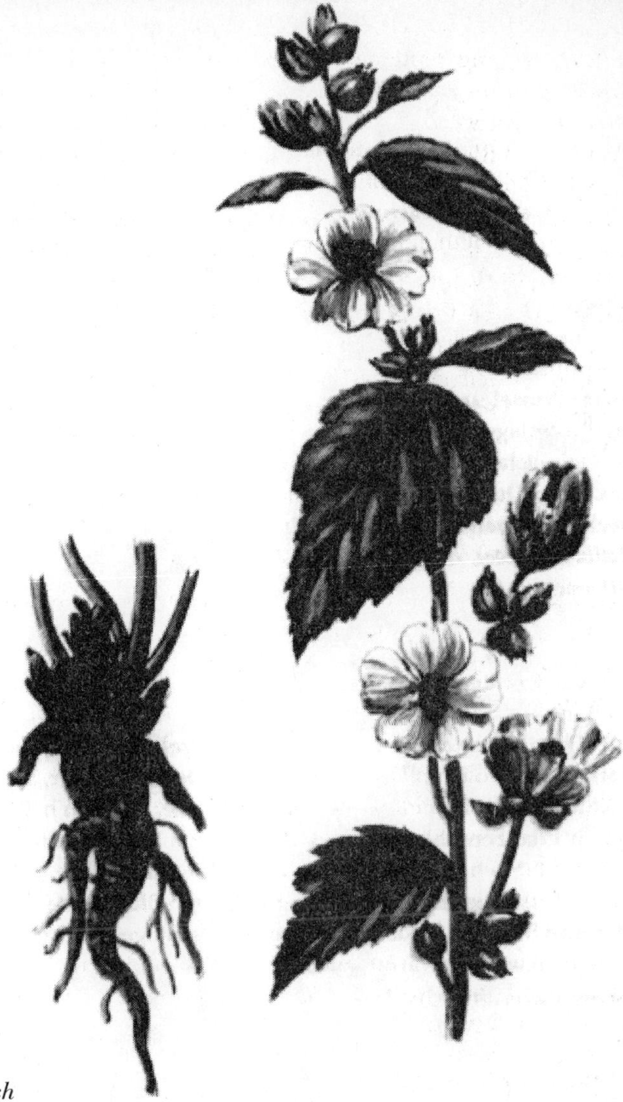

Eibisch

ruhigend und glättend. Auch bei nervöser, gespannter Haut kann man den besänftigenden Pflanzenschleim sehr gut einsetzen. Auch hier gilt wieder die Regel, daß sich der gewünschte Erfolg nur bei längerer Anwendungszeit einstellt.

Rezepte mit Eibischwurzel

Eibischwurzel-Auflage

Zutaten

1/2 Tasse Eibischwurzel
1 Eßlöffel reiner Bienenhonig
1 Spritzer Zitronensaft

Zubereitung

Pulverisieren Sie die Eibischwurzelteilchen in der elektrischen Kaffeemühle staubfein. Nun rühren Sie in einer kleinen Schale das Pulver mit etwas warmem Wasser zu einem zähen Brei. Zitronensaft und Bienenhonig hinzufügen und gründlich verrühren. Die Mischung soll zäh und keinesfalls zu dünnflüssig sein.

Anwendung und Wirkung

Auf das gut gereinigte Gesicht legen Sie die zähe Maske auf. Legen Sie sich eine Stunde hin, um die Maske intensiv einwirken zu lassen. Danach nehmen Sie die Auflage ab und spülen die Haut mit warmem Wasser nach. Sie werden gewiß schon nach dieser einen Anwendung überrascht davon sein, wie klar, rosig und weich sich die Haut anfühlt. Bei unreiner, trockener und nervöser Haut verhilft die Eibischwurzel-Auflage zu einem gesättigten, beruhigten und klaren Aussehen.

Eibisch-Tonikum

Zutaten

3 Eßlöffel getrocknete Eibischwurzel
300 g Hamameliswasser
1/2 Kaffeelöffel reiner Bienenhonig

Zubereitung

Geben Sie die Eibischwurzelteilchen in eine Porzellanschüssel, und übergießen Sie sie mit 200 g des Hamameliswassers. Bedeckt über Nacht durchziehen lassen. Danach seihen Sie die geleeartige Flüssigkeit durch ein Küchensieb ab. Die restlichen 100 g Hamameliswasser leicht erwärmen und den Bienenhonig darin auflösen. Die beiden Flüssigkeiten vermischen und in dunkle Flasche abfüllen.

Anwendung und Wirkung

Es ist beim Eibisch sehr wichtig, zur Gewinnung des hochwertigen Pflanzenschleims die Droge kalt anzusetzen. Man kann dies mit kaltem destilliertem Wasser tun oder auch mit Hamameliswasser, das seinerseits auch zu den heilenden, tonisierenden Pflanzenauszügen zählt.

Mehrmals täglich sollte man Gesicht und Hals mit diesem köstlich duftenden goldbraunen Tonikum einreiben. Es klärt, tonisiert, erfrischt und beruhigt die Haut und bringt Entzündungen rasch zum Abklingen.

Mille Fleurs Gel

Zutaten

2 Eßlöffel Eibischwurzel
1 Eßlöffel Malvenblüten
1 Eßlöffel Weißdornblüte
200 g destilliertes Wasser
2 Kaffeelöffel Calendula-Tinktur

Zubereitung

Die ersten drei Zutaten in einer Porzellanschüssel vermischen und mit dem destillierten Wasser übergießen. Bedeckt über Nacht stehenlassen. Am nächsten Tag wird die dickliche Flüssigkeit abgeseiht. Ein Sieb mit dünnem Leinentuch oder Gaze auslegen und die Flüssigkeit klarfiltern. Mit Calendula-Tinktur vermischen und in dunkle Flasche abfüllen. Kühl lagern.

Anwendung und Wirkung

In dieser herrlich duftenden, geleeartigen Lotion sind drei Pflanzen vereint, die sich ideal zur Pflege trockener, müder und alternder Haut eignen. Träufeln Sie das Tonikum auf einen Wattebausch und reiben Sie sanft das Gesicht und den Hals damit ab. Gut einziehen lassen und überschüssige Reste mit einem weichen Papiertuch entfernen. Sie werden schon bei der ersten Anwendung spüren, wie erfrischend, entspannend und wohltuend das Mille Fleurs Gel auf Ihre Haut einwirkt. Auch als Körperlotion nach dem Bad können Sie das Gel gut verwenden.

Eibischwurzel-Salbe

Zutaten

1 Eßlöffel Eibischwurzel
70 g Hamameliswasser
15 g Lanolin anhydrid
(1 1/2 gehäufte Kaffeelöffel)
30 g süßes Mandelöl
3 g Bienenwachs
5 g Kakaobutter
5 Tropfen Melissenöl

Zubereitung

Geben Sie die Eibischwurzel in eine kleine Schale, und übergießen Sie sie mit dem Hamameliswasser. Über Nacht bedeckt stehenlassen. Am nächsten Tag seihen Sie den Pflanzenschleim durch ein Küchensieb ab. 40 g Pflanzenschleim brauchen Sie zur Weiterverarbeitung. Lanolin anhydrid, Bienenwachs und Kakaobutter im kochenden Wasserbad schmelzen. Sobald die Fettschmelze klar ist, das Mandelöl hinzufügen und alles auf 60 Grad erwärmen.

Inzwischen erwärmen Sie in einer feuerfesten Porzellanschüssel auch den Eibischschleim auf 60 Grad. Achten Sie darauf, den wertvollen Schleim nicht heißer werden zu lassen, er könnte sonst zu viele gute Wirkstoffe einbüßen. Nun rühren Sie mit dem elektrischen Handrührmixer auf kleinster Stufe die beiden Flüssigkeiten zusammen. Langsam rühren, und sobald die Mischung handwarm ist, das Melissenöl einträufeln. Weiterrühren, bis die Creme erkaltet. In Cremetöpfchen abfüllen.

Anwendung und Wirkung

Dünn aufgetragen kann man die blütenweiße Eibischwurzel-Salbe als Tages- und Nachtcreme anwenden. Sie eignet sich ideal für leicht gereizte, nervöse, trockene und unreine Haut. Sie beruhigt und klärt die Haut, sie wirkt entzündungshemmend und glättend. In Kombination mit der Anwendung des Eibisch-Tonikums oder dem Mille Fleur Gel sollte man die Creme regelmäßig anwenden.

Huflattich

Tussilago farfara L.

Beschreibung:

Als einer der ersten Frühlingsboten läßt der Huflattich aus seinem tiefwachsenden, mehrköpfigen Wurzelstock zuerst goldgelbe Blüten wachsen und nach der Blütezeit die Blätter. So erkennt man den Huflattich in der Blüte an seinen 10–15 cm hohen, weißfilzigen, schuppigen, leicht rötlichen Blütenschäften, aus denen jeweils eine Blüte wächst, die angenehm honigartig duftet. Bei schlechtem Wetter und in der Nacht neigen sich die Blüten tief nach unten. Nach der Blütezeit erscheinen die grünen lattich- und herzförmigen Blätter. Sie sind eckig gezahnt, an ihrer Unterseite grauweiß und filzig, wie mit Mehl bestäubt, und fühlen sich etwas ledrig an.

Standort:

Man findet den Huflattich auf feuchten, lehmigen Böden, an sonnenbeschienenen kargen Böschungen, an Wegen, Gräben und Mauern. Der Huflattich gilt als Standortanzeiger für ton- und lehmhaltigen Boden.

Sammeln:

Sammeln Sie die Blütenköpfe ohne Stiele von März bis Mai, wenn sie noch nicht voll aufgeblüht sind. Die Huflattichblätter werden nach der Blütezeit von Ende Mai bis Ende Juni geschnitten. Einen möglichst sonnigen Standort sollte man zum Sammeln wählen, denn auf schattigen Plätzen haben besonders die Blätter einen viel geringeren Heilwert. Beide heilkräftigen Pflanzenteile, die Blüten *(Flores Farfarae)* und die Blätter *(Folia Farfarae)*, gibt es auch in Kräuterhandlungen und Apotheken zu kaufen.Die frisch geschnittenen Blütenköpfchen werden ausgebreitet im Schatten getrocknet.

Die später zu sammelnden Blätter kann man ausgebreitet in der Sonne trocknen, nach der Trocknung zerkleinern und bei Bedarf mit den getrockneten Blüten vermischen.

Aus der Kräuterheilkunde:

In der Kräuterheilkunde findet der Tee von Huflattichblüten und -blättern vor allem Verwendung als Hustentee. Bei Erkältungen, Heiserkeit und allen Erkrankungen der Atemwege wird die Mischung von Blüten und Blättern gerne verwendet. Der Teeaufguß wirkt entzündungswidrig, schleimlösend und reizmildernd. So wird der Huflattichtee vor allem bei festsitzendem Husten empfohlen. Äußerlich verwendet man den Teeaufguß auch für Umschläge bei Venenentzündungen und bei Hautausschlägen.

Die entzündungshemmende Kraft der Huflattichblätter hat manchem Wandersmann schon geholfen, denn bei wundgelaufenen Füßen werden die frisch gezupften Huflattichblätter mit der umgekehrten filzigen Seite in die Strümpfe gelegt; das hemmt die Entzündung und garantiert zumindest einen schmerzlosen Heimweg.

Kräuterkosmetik:

In der Kräuterkosmetik zählt der Huflattich zu den sogenannten einhüllenden Pflanzen. Sowohl die wolligen Blüten als auch die Blätter enthalten pflanzlichen Schleim, Gerbstoff, Bitterstoff, ätherisches Öl, Inulin und Schwefel. Während die Schleimstoffe auf der Haut als Schutzschild dienen, wirken die Gerbstoffe kontrahierend und antiseptisch, und auch der Schwefel wirkt antiseptisch und klärend auf die Haut ein. Der Huflattich ist ein bewährtes Heilkraut bei unreiner, entzündlicher, fetter und großporiger Haut. Auch für die schonende Behandlung der Akne-Haut hat er sich vielfach bewährt.

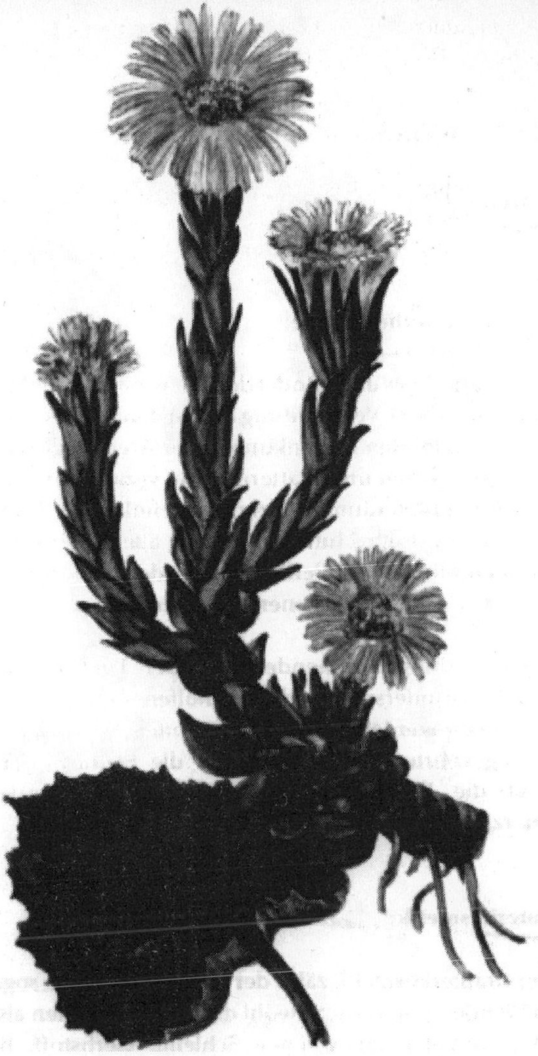

Huflattich

Rezepte mit Huflattichblüten und -Blättern

Huflattich-Tinktur

Zutaten

1 Eßlöffel getrocknete Huflattichblüten oder -blätter
100 g Alkohol 70%

Zubereitung

Man kann zur Herstellung der Tinktur sowohl die getrockneten Blütenköpfchen als auch die Blätter oder auch beide getrockneten Pflanzenteile gemischt verwenden. Achten Sie nur darauf, daß die Kräuter im Glas vom Alkohol gut bedeckt sind.

Die Kräuter in ein dunkles Apothekerglas mit breiter Öffnung füllen und mit dem Alkohol übergießen. Gut verschlossen bleibt die Mischung an der Sonne oder an einem warmen Platz im Haus stehen. Nach etwa 4 Wochen abseihen und in dunkler Flasche aufbewahren.

Huflattich-Adstringens

Zutaten

30 g Huflattich-Tinktur
70 g Hamameliswasser
3 Tropfen Thymianöl

Zubereitung

Alle Zutaten für das Huflattich-Adstringens kann man in der Apotheke kaufen. Das ätherische Thymianöl wird zunächst in der Huflattich-Tinktur gelöst. Mit dem Hamameliswasser aufgießen und in dunkler Flasche aufbewahren.

Anwendung und Wirkung

In diesem angenehm würzig duftenden Gesichtswasser vereinen sich drei Pflanzenauszüge mit entzündungshemmender, heilender und adstringierender Wirkung. Nach der gründlichen Gesichtsreinigung beträufelt man einen angefeuchteten Wattebausch damit und reibt sanft das Gesicht, den Hals und das Dekolleté damit ab. Auch für unreine Hautstellen am Körper kann man das Adstringens gut verwenden.

Für die Pflege unreiner, großporiger und fetter Haut ist das Adstringens besonders gut geeignet.

Huflattich-Fußgeist

Zutaten

30 g Huflattich-Tinktur
10 g Melissen-Tinktur
10 g Calendula-Tinktur
30 g Hamameliswasser
1/2 Kaffeelöffel Melissenöl

Zubereitung

Wenn Sie diesen erfrischenden Fußgeist in größerer Menge zubereiten wollen, brauchen Sie die Zutaten nur zu verdoppeln. Bedingt durch seinen hohen Anteil an Alkohol, ist der Fußgeist gut haltbar. Alle Tinkturen können Sie, wenn Sie sie nicht selbst ansetzen wollen, fertig beim Apotheker kaufen.

Füllen Sie die Tinkturen zunächst in eine Flasche, lösen Sie darin das Melissenöl auf, und gießen Sie am Schluß das Hamameliswasser zu. Einmal kräftig durchschütteln.

Anwendung und Wirkung

Hier ist ein wirklich belebender, erfrischender und heilend wirkender Fußgeist für alle Leute, die viel stehen oder auch sitzen müssen. Bei Venenschmerzen, die durch zu langes Sitzen entstehen, bei angeschwollenen, müden Beinen und Füßen, die man durch zu langes

Stehen bekommt, wirkt die Abreibung mit dem Huflattich-Fußgeist ganz ausgezeichnet, insbesondere wenn man sie nach einem warmen Fußbad anwendet. Es mag hier interessieren, daß man früher in der Volksheilkunde die frischen Blätter des Huflattichs als bewährtes Mittel gegen Venenentzündung schätzte. Aus den frisch zerstoßenen Blättern bereitete man mit frischem Rahm eine salbenartige Paste und bestrich damit die schmerzenden Stellen.

Huflattich-Haarspülung

Zutaten

1 Handvoll Huflattichblüten
1/2 l Wasser

Zubereitung

Bringen Sie das Wasser zum Kochen. Die Huflattichblüten in eine Porzellanschüssel geben und mit dem kochenden Wasser übergießen. Bedeckt 3 Stunden durchziehen lassen. Durch ein Küchensieb abseihen.

Anwendung und Wirkung

Bei entzündungsbereiter Kopfhaut, bei schnellfettendem Haar und Schuppen sollten Sie das Haar nach jeder Haarwäsche in diesem Aufguß von Huflattichblüten baden. Man zählt den Huflattich wegen seines Schwefelgehalts zu den besten Heilpflanzen bei übermäßiger Talgdrüsensekretion. Massieren Sie vor allem den Haarboden gründlich mit dem Aufguß ein. Ergänzen Sie die Kur, indem Sie zwischen den Haarwäschen die Kopfhaut gründlich mit Huflattich-Kopfwasser einreiben.

Huflattich-Kopfwasser

Zutaten

50 g Huflattich-Tinktur
25 g Zinnkraut-Tinktur
25 g Klettenwurzel-Tinktur
100 g Rosenwasser

Zubereitung

Wenn Sie die einzelnen Tinkturen nicht selbst herstellen wollen, können Sie sie alle fertig in der Apotheke kaufen. Füllen Sie alle Zutaten in eine ausreichend große Flasche und bewahren Sie die Flasche an einem dunklen Platz auf.

Anwendung und Wirkung

Zur praktischen Anwendung kann man eine kleine Portion des Kopfwassers in eine Flasche mit Spritzverschluß abfüllen. Man kann auch, um das Haar bei der Anwendung nicht naß zu machen, das Huflattich-Kopfwasser mit einer Pipette auf den Haarboden träufeln und rasch einmassieren.

Bei schnell fettender Kopfhaut, bei Schuppen, leicht entzündlicher Kopfhaut und bei Haarausfall hat sich das Huflattich-Kopfwasser gut bewährt. Es wirkt sanft desinfizierend, adstringierend, durchblutungssteigernd und heilend auf die Kopfhaut ein. So oft wie möglich sollte man die Kopfhaut damit einmassieren, zumindest aber nach jeder Haarwäsche, wenn man unter fettender, schuppender Kopfhaut zu leiden hat.

Johanniskraut

Hypericum perforatum L.

Beschreibung:

30–70 cm hoch kann der stielrunde Stengel des Johanniskrauts wachsen. Die eirunden Blättchen sind mit zahlreichen durchscheinenden Pünktchen übersät; aus diesem Grund nennt man das Johanniskraut auch »Tüpfel-Johanniskraut«. Die kleinen Punkte sind Drüsen, die mit ätherischem Öl gefüllt sind. Die goldgelben Blüten des Johanniskrauts stehen am Ende der verzweigten Ästchen in Trugdolden. Eindeutig kann man das Johanniskraut identifizieren, wenn man die Blüte zwischen den Fingerspitzen zerreibt. Es tritt ein blauroter Saft aus der Blüte, der die Finger violett färbt.

Standort:

Das Johanniskraut ist bei uns sehr häufig anzutreffen. Wir finden es an Wegrändern, auf trockenen Wiesen und Weiden, in Heidegebieten, an Flußufern und Waldrändern.

Sammeln:

Das Johanniskraut blüht zwar von Juni bis Ende September, aber am besten sammeln Sie die Pflanze, wenn sie zu blühen beginnt. Man kann sie aber auch noch im August schneiden; dabei sollte man darauf achten, keine bereits abblühende Pflanze zu nehmen. Mit der Schere wird die ganze Pflanze geschnitten, wobei man die unteren Stengelteile stehenläßt. Zur Herstellung des Johanniskrautöls benötigen Sie die ungetrockneten Blüten und Blätter. Ungetrocknetes Johanniskraut kann man natürlich nicht in der Kräuterhandlung kaufen, aber in Apotheken erhält man das fertige Johanniskrautöl, welches für die kosmetische Verwendung in Betracht kommt.

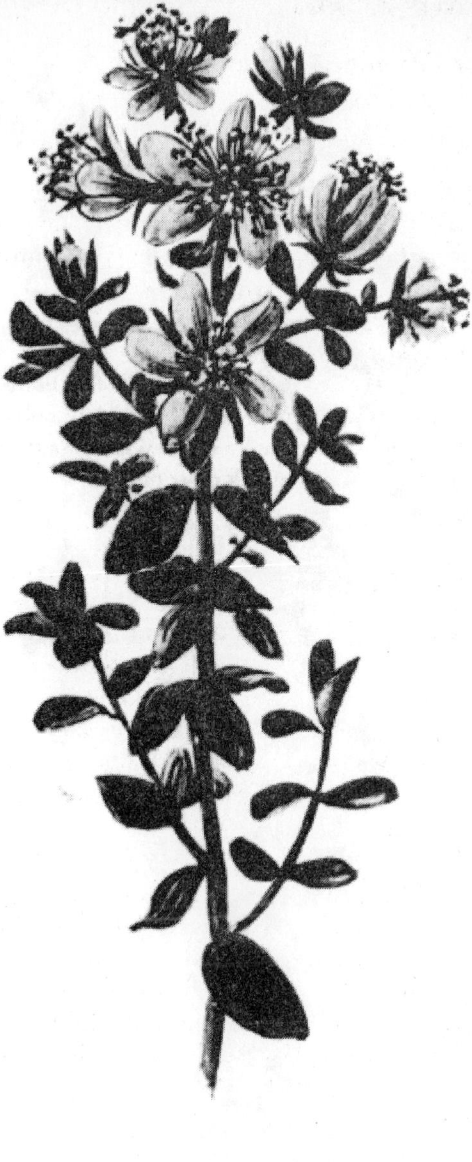

Johanniskraut

Aus der Kräuterheilkunde:

Von der Antike bis zur Neuzeit hat das Johanniskraut seinen Ruf als vielfach verwendbares Heilkraut bewahren können. Einerseits ist es ein vorzügliches Wundkraut, denn es hat schmerzstillende, heilende und zusammenziehende Eigenschaften; daneben stellt man in der Homöopathie aus der frischen Pflanze eine Essenz her, die bei Nervenleiden, Depressionen und Abgespanntheit mit viel Erfolg angewendet wird. Man nennt deshalb das Johanniskraut auch »Arnika der Nerven«.

Kräuterkosmetik:

So universell wie das Johanniskraut in der Kräuterheilkunde einsetzbar ist, so vielseitig ist auch sein Anwendungsgebiet in der Kräuterkosmetik. Das im Johanniskraut enthaltene ätherische Öl, die Gerbstoffe, Harze und das Hyperizin wirken beruhigend, heilend, klärend, antiseptisch und entzündungshemmend auf die Haut ein. So eignet sich das Johanniskrautöl vor allem für kosmetische Mittel zur Behandlung von nervöser, sensibler und zu Allergien neigender Haut sowie zur Pflege rauher und spröder Haut.

Johanniskrautöl

Zutaten
Frische Blütenblätter und Blätter des Johanniskrauts
Olivenöl

Zubereitung

Die Menge der Zutaten hängt davon ab, wieviel Johanniskrautöl Sie herstellen wollen. Hierzu kann man folgende Grundregel aufstellen: Füllen Sie die frisch gezupften Blütenblätter und die grünen Blättchen des Johanniskrauts locker in ein Glas mit breiter Öffnung, bis es randvoll ist. Und nun übergießen Sie die Kräuter mit so viel Öl, daß sie vollkommen bedeckt sind. Das gut verschlossene Glas stellen Sie dann 4-6 Wochen an einen warmen Platz im Haus und schütteln es gelegentlich gut durch. Sie werden dabei beobachten, daß sich schon nach kurzer Zeit das Olivenöl rot färbt. Sobald die Mazerationszeit abgeschlossen ist, seihen Sie das Öl durch ein feinmaschiges Leinentuch und pressen dabei die Pflanzenrückstände kräftig aus. Füllen Sie das Öl in eine dunkle Flasche, und bewahren Sie es an einem dunklen Platz auf. Seine Heilkraft bleibt bis zu zwei Jahren erhalten. Schon aus diesem Grund ist es empfehlenswert, eine größere Menge Johanniskrautöl herzustellen.

Wenngleich Ihnen vielleicht die Herstellung des Johanniskrautöls recht langwierig vorkommen mag, so wird sich der Aufwand dafür ganz sicher lohnen. Man bekommt im Handel Johanniskrautöl oft verfälscht, zudem ist es noch teuer; aber auch naturreines Johanniskrautöl ist recht teuer. Es lohnt sich also der Aufwand in vielerlei Hinsicht.

Verwendung

Mit Ihrem naturreinen Johanniskrautöl in der Hausapotheke haben Sie ein hervorragendes Einreibemittel bei kleinen Verbrennungen, bei Schrunden, Blutergüssen, Frostbeulen, Muskelzerrungen und Gliederschmerzen. Zur Weiterverarbeitung in kosmetischen Mitteln ist das Johanniskrautöl vielseitig verwendbar.

Johanniskrautöl-Packung

Zutaten

2 Eßlöffel Johanniskrautöl
1 Eigelb
1 Spritzer Zitronensaft

Zubereitung

Die Johanniskrautöl-Packung bereitet man zu wie Mayonnaise: Rühren Sie mit dem Kochlöffel das zimmerwarme Öl tropfenweise in das Eigelb ein, bis eine schöne feste Mayonnaise entstanden ist. Nun fügen Sie einen kleinen Spritzer Zitronensaft hinzu.

Anwendung und Wirkung

Mit einem weichen, breiten Pinsel tragen Sie die Packung auf das gut gereinigte Gesicht umd den Hals auf. Nach einer halben Stunde Einwirkungszeit waschen Sie die Packung mit viel lauwarmem Wasser ab und reinigen die Haut mit einem erfrischenden Gesichtswasser nach. Für sensible, nervöse, trockene und alternde Haut ist die Johanniskrautöl-Packung ideal. Sie bewahrt bei regelmäßiger Anwendung die Elastizität der Haut, sie beruhigt und glättet, und man kann sie beliebig oft anwenden.

Johanniskraut-Reinigungsmilch

Zutaten

5 g Lanette N
3 g Kakaobutter

25 g Johanniskrautöl
90 g destilliertes Wasser

Zubereitung

Lanette N ist ein selbstemulgierender Grundstoff, den Sie in der Apotheke kaufen können. Schmelzen Sie auf dem kochenden Wasserbad zuerst Lanette N zusammen mit der Kakaobutter, und sobald die beiden Zutaten geschmolzen sind, fügen Sie das Johanniskrautöl hinzu. Alles auf 70 Grad erwärmen. Inzwischen erwärmen Sie in einem feuerfesten Porzellantöpfchen auch das destillierte Wasser auf 70 Grad. Nun rühren Sie mit einem sterilen Holzkochlöffel das heiße Wasser unter die Fettschmelze, die Sie vom Herd genommen haben. Rühren Sie die zunächst milchige Mischung, bis sie erkaltet und sich eindickt. Auf keinen Fall zu heftig rühren, etwa mit dem elektrischen Handrührmixer! Füllen Sie die fertige Reinigungsmilch in eine Flasche mit Spritzverschluß oder in Cremetöpfchen ab.

Anwendung und Wirkung

Geben Sie ein wenig von der zart rosaroten Emulsion in die hohle Hand und verteilen Sie die Milch über Gesicht und Hals. Sanft einmassieren. Nun waschen Sie die Reinigungsmilch mit viel lauwarmem Wasser ab. Das gut abgetrocknete Gesicht mit Gesichtswasser nachreinigen. Für nervöse, empfindliche und reizbare Haut ist Johanniskraut-Reinigungsmilch gut geeignet.

Johanniskraut-Reinigungsöl

Zutaten

50 g Johanniskrautöl
40 g Weizenkeimöl
8 g Tween 80 (1 1/2 Kaffeelöffel)

Zubereitung

Das hydrophile Johanniskraut-Reinigungsöl ist schnell zubereitet. Alle Zutaten füllt man in eine Flasche und schüttelt einmal kräftig durch.

Anwendung und Wirkung

Das goldbraune Reinigungsöl eignet sich vor allem zur schonenden Reinigung der trockenen und alternden Haut. Es wird sparsam einmassiert und mit viel lauwarmem Wasser wieder abgewaschen. So löst es öl- und wasserlöslichen Schmutz von der Haut, ohne die Haut zu entfetten. Anschließend wird die Haut mit erfrischendem Gesichtswasser nachgereinigt.

Johanniskraut-Nährcreme

Zutaten

30 g Johanniskrautöl
15 g Lanolin anhydrid (1 1/2 gehäufte Kaffeelöffel)
5 g weißes Wachs
5 g Kakaobutter
30 g Orangenblütenwasser
3 Tropfen Melissenöl

Zubereitung

Auf dem kochenden Wasserbad schmelzen Sie zuerst Lanolin anhydrid, weißes Wachs und Kakaobutter. Sobald diese Zutaten zerschmolzen sind, fügen Sie das Johanniskrautöl hinzu und erwärmen alles auf 60 Grad. Inzwischen haben Sie in einem feuerfesten Porzellantöpfchen auch das Orangenblütenwasser auf 60 Grad erwärmt. Nun nehmen Sie die Fettschmelze vom Feuer und rühren das warme Orangenblütenwasser mit dem elektrischen Handrührmixer auf kleinster Stufe ein. Langsam rühren, bis die Creme handwarm ist. Nun das Melissenöl einträufeln und weiterführen, bis die Creme erkaltet. In Cremetöpfchen abfüllen.

Anwendung und Wirkung

Dünn aufgetragen kann man diese fein verstreichbare Creme als Tages- und Nachtcreme verwenden. Für die Pflege empfindlicher, nervöser und auch spröder Haut ist sie gut geeignet. Das Johanniskrautöl mit seiner beruhigenden Wirkung wird bei reglmäßiger Anwendung dieser schönen Creme bald seinen Ruf als Heilmittel beweisen.

Regenerationscreme

Zutaten

10 g Lanolin anhydrid (1 gehäufter Kaffeelöffel)
20 g Johanniskrautöl
10 g Weizenkeimöl
5 g Kakaobutter
5 g Bienenwachs
1/2 Kaffeelöffel Bienenhonig
40 g Rosenwasser
3 Tropfen synthetisches Rosenöl (bei Bedarf)

Zubereitung

Auf dem kochenden Wasserbad schmelzen Sie zuerst Bienenwachs, Kakaobutter und Lanolin anhydrid. Sobald eine klare Fettschmelze entstanden ist, fügen Sie das Johanniskrautöl und das Weizenkeimöl hinzu und erwärmen alles auf 60 Grad. Inzwischen erwärmen Sie in einem feuerfesten Porzellantöpfchen das Rosenwasser, lösen den Bienenhonig darin auf und erwärmen die Mischung ebenfalls auf 60 Grad. Nun die Fettschmelze vom Herd nehmen und das Rosenwasser mit dem elektrischen Handrührmixer langsam einrühren. Auf kleinster Stufe rühren, bis die Creme handwarm abgekühlt ist. Nun das Rosenöl einträufeln. Wenn Sie kein Rosenöl bekommen, können Sie statt dessen auch Melissenöl oder Lavendelöl oder Zitronenöl nehmen. Sobald die Creme geduldig kaltgerührt ist, in Cremetöpfchen abfüllen. Kurz stehen lassen und vor dem Verschließen noch einmal kurz umrühren, um die überschüssige Luft zu entfernen.

Anwendung und Wirkung

Ein breites Spektrum von Wirkstoffen prädestiniert diese wundervolle Nährcreme für die Pflege empfindlicher, nervöser und spröder Haut. Auch für die trockene Altershaut kann man die Regenerationscreme sehr gut verwenden. Da ist einmal das Johanniskrautöl mit seiner beruhigenden, heilenden Wirkung, daneben der besänftigende Bienenhonig, die glättende Kakaobutter und das Vitamin-E-reiche Weizenkeimöl. Tragen Sie die Creme hauchfein auf, so können Sie sie sowohl als Tages- wie als Nachtcreme verwenden. Auch als Cremepackung kann man die Regenerationscreme gelegentlich anwenden. Hierbei wird die Creme reichlich über Gesicht und Hals verteilt; dann einziehen lassen, bis die Haut die Packung voll aufgesogen hat. Überschüssige Cremereste entfernt man mit einem weichen Papiertuch. Nach dieser Anwendung fühlt sich die Haut ungemein weich und geschmeidig an.

Kamille

Matricaria chamomilla L.

Beschreibung:

Die Echte Kamille wächst bis zu 40 cm hoch, und ihr Stengel verbreitet sich ästig. Die Blätter der Pflanze sind schmal und fadenförmig, die Blütenstiele sind gefurcht. Auffallend ist der hohe, kegelförmige Blütenboden, der innen hohl ist. Die Blütenköpfchen sind von weißen Strahlenblüten umrandet. Durch ihren hohen Gehalt an ätherischem Öl ist der Geruch der Blüte charakteristisch, und die zwischen den Fingerspitzen zerriebene Blüte hinterläßt stark balsamischen Duft.

Standort:

Die Echte Kamille ist ein anspruchsloses Pflänzchen und gedeiht praktisch an allen sonnigen Plätzen, auch auf kargem Boden. Man findet sie auf ungedüngten Feldern, am Wegrand, auf karstigen Halden, auf Brachfeldern, an Mauern und Wiesenrändern.

Sammeln:

Die Echte Kamille blüht von Juni bis August, manche Pflanze auch zweimal im Jahr. Wenn der September heiß ist, kann man die Kamillenblüten auch noch im September schneiden. Man sammelt die Pflanze bei trockenem, sonnigem Wetter, wenn etwa die Hälfte der Blütenköpfchen blühen. Dann stehen die weißen, zungenförmigen Randblütenblätter waagrecht und sind nicht nach innen zurückgeschlagen. Mit der Schere wird der jeweilige Blütenstengel etwa 2 cm unterhalb des Blütenkopfes abgeschnitten. Denken Sie dabei daran, daß Sie auch im nächsten Jahr wieder Kamillenblüten sehen wollen, und »grasen« Sie eine Pflanze niemals ganz ab.

Zu Hause breiten Sie das Sammelgut luftig auf einem Korbgeflecht aus und lassen es bei natürlicher Wärme im Schatten trocknen. Ab und zu die Blütenköpfchen wenden. Sobald die Pflanzen vollkommen trocken sind, zupfen Sie die Blütenköpfe und die feinen weißen Blätter sowie die obersten zarten Stengelpartien ab.

Aus der Kräuterheilkunde:

In unseren Hausapotheken ist der Kamillentee so verbreitet, daß man kaum noch etwas über die heilkräftigen Wirkungen der Kamillenblüten sagen muß. Der Teeaufguß ist noch immer eines der besten Hausmittel bei Übelkeit, bei Erkrankungen des Magens und des Darms, bei Leber-, Nieren- und Gallenleiden. Auch feuchtwarme Umschläge mit dem Teeaufguß werden gerne als keimhemmendes und heilendes Mittel angewendet, insbesondere bei eitrigen Absonderungen und Entzündungen der Haut und des Gewebes.

Kräuterkosmetik:

Ätherisches Öl, Gummi, Wachs, Fett und organische Säuren gehören zu den wertvollen Heil- und Wirkstoffen der Echten Kamille. Der bedeutendste Heilstoff in der Blüte ist jedoch das berühmte Kamillenöl, das *Chamazulen*. Die Gewinnung von naturreinem Azulen ist sehr teuer, und man kann gewiß davon ausgehen, daß kosmetische Fertigprodukte mit Azulen lediglich mit dem synthetischen Nachbau von Azulen angereichert sind. Chemisch ist zwar das synthetische Azulen dem echten ähnlich, unverständlich bleibt hier jedoch für den Verbraucher, warum Azulencremes so teuer sind, als sei natürliches Azulen eingearbeitet worden.

Wegen ihrer lindernden, reizmildernden, beruhigenden und desodorierenden Eigenschaften ist die Kamillenblüte in der Kräuterkosmetik gar nicht wegzudenken: Bei Bädern, Kompressen und Umschlägen, Deodorants, Hautcremes oder aufhellenden Haarspülungen – Kamillenblüten sind immer ein wichtiger Bestandteil.

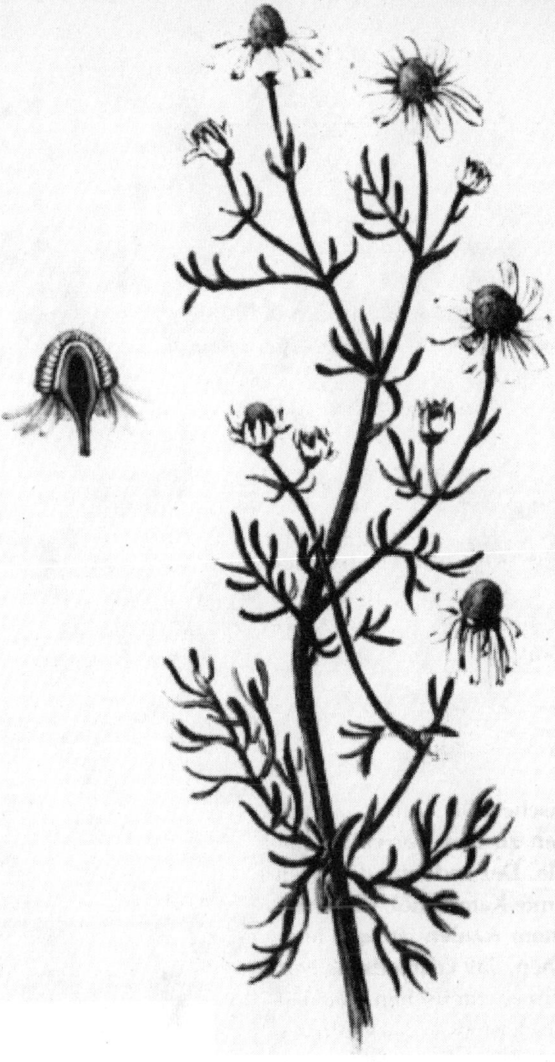

Kamille

Kamillen-Tinktur

Zutaten

10 g Kamillenblüten
100 g Alkohol 70%

Zubereitung

Füllen Sie die getrockneten Kamillenblüten in eine dunkle Apothekerflasche mit breiter Öffnung. Gießen Sie den Alkohol darüber und stellen Sie das gut verschlossene Fläschchen etwa 4 Wochen lang an die Sonne oder an einen warmen Platz im Haus. Ab und zu durchschütteln. Dann seihen Sie die goldfarbene, herrlich duftende Tinktur ab und bewahren sie in einem dunklen Fläschchen auf. Unter der Bezeichnung *Kamillosan* kann man die Kamillentinktur auch in der Apotheke fertig kaufen.

Sei es im alkoholischen, wäßrigen oder öligen Auszug, stets saugt die Kamillenblüte sehr viel Flüssigkeit auf. Selbst wenn Sie die Pflanzenrückstände gut auspressen, gewinnen Sie mit 100 g Alkohol etwa 75 g Kamillentinktur. Wenn Sie also einen größeren Bedarf davon haben, sollten Sie entsprechend mehr zubereiten.

Verwendung

In der Hausapotheke sollte das Fläschchen Kamillen-Tinktur einen festen Platz haben. Man kann die Tinktur zum Beispiel gut bei kleinen Verletzungen gebrauchen, die man sich im Haushalt leicht zuziehen kann. So hilft etwa ein warmes Handbad, dem man Kamillen-Tinktur zusetzt, bei Schrunden, bei eitrigen Entzündungen, bei eingerissenem Nagelbett. Bei Bläschen im Mund und Rachen oder an den Lippen wird die Kamillen-Tinktur mit Hilfe eines Wattestäbchens eingepinselt. Bei Zahnfleischbluten kann man ein wenig Kamillen-Tinktur warmem Wasser zusetzen und damit den Mund spülen. Bei schmerzenden Füßen gibt man etwas Kamillen-Tinktur ins Fußbadewasser, auch bei Schweißfüßen und Schweißhänden versagt die desodorierende Wirkung der Kamillenblüten nicht.

Kamillen-Ölauszug

Zutaten

10 g Kamillenblüten
200 g Sojabohnenöl

Zubereitung

Für die Zubereitung des Kamillen-Ölauszugs sind die Zutaten höher angesetzt, denn die Kamillenblüten nehmen sehr viel Öl auf. Die getrockneten Kamillenblüten geben Sie in ein Apothekerglas mit breiter Öffnung. Mit dem Öl so übergießen, daß alle Blüten bedeckt sind. Gut verschließen und drei Wochen lang an einem warmen Platz stehenlassen. Danach seihen Sie das duftende goldgelbe Öl ab und drücken dabei die Pflanzenrückstände gut aus. Anschließend das Öl durch das mit einem Mulltüchlein ausgelegte Sieb rinnen lassen, um die Pflanzenrückstände zu beseitigen.

Verwendung

Den wunderbar nach Kamillenblüten duftenden Auszug brauchen Sie in der Kräuterkosmetik vor allem als hochwertigen Zusatz für die Herstellung von Hautpflegemitteln. Das Öl eignet sich aber auch zur Einreibung, vor allem bei rauhen, leicht entzündlichen Händen, als Massageöl für wehe Füße, bei rauhen Ellbogen oder auch zur Einreibung trockener, schuppiger Kopfhaut vor der Haarwäsche.

Kamillenöl-Packung

Zutaten

1 Eigelb
2 Eßlöffel Kamillen-Ölauszug
1 Spritzer Zitronensaft oder Obstessig

Zubereitung

Eigelb und Ölauszug sollen zimmerwarm sein. Nun rühren Sie mit dem Kochlöffel tropfenweise das Öl unter das Eigelb, bis Sie eine feste Mayonnaise haben. Nun den Spritzer Zitronensaft unterrühren.

Anwendung und Wirkung

Bei spröder, leicht gereizter Haut kann man diese heilende Packung gut verwenden. Sie ist vor allem für die Winterzeit geeignet, wenn die Gesichtshaut trotz schützender Cremes zur Sprödigkeit neigt. Tragen Sie die Packung mit einem breiten Pinsel auf, und lassen Sie die Mischung mindestens eine halbe Stunde einziehen. Mit lauwarmem Wasser abwaschen und mit Gesichtswasser nachreinigen.

Kamillenbad für guten Schlaf

Zutaten

150 g Kamillenblüten
50 g Lindenblüten

Zubereitung

Bringen Sie einige Liter Wasser in einem großen Topf zum Sieden, fügen Sie die getrockneten Kräuter hinzu, und lassen Sie die Mischung ganz schwach 15 Minuten lang weitersieden. Anschließend seihen Sie die Flüssigkeit ins Badewasser ab und drücken dabei die Kräuter gut aus. Eine zweite Möglichkeit der Zubereitung des Kräuterbades besteht darin, daß Sie die getrockneten Pflanzen in ein Leinensäckchen oder in einen alten Perlonstrumpf füllen. Das zugebundene Säckchen legen Sie in die trockene Badewanne und lassen heißes Wasser darauflaufen. 15 Minuten ziehen lassen, bevor Sie weiteres Badewasser zugeben. Sobald Sie im Wasser sitzen, drücken Sie das Säckchen mehrmals aus.

Anwendung und Wirkung

Die heilbringende Wirkung von Kräutern spielt in der Badekultur von jeher eine wichtige Rolle. Man weiß, daß bestimmte Substanzen der Pflanzen von der Haut resorbiert werden, in die Blut- und Lymphbahnen gelangen und damit ihre spezifische Wirkung entfalten. Das Kräuterbad mit Kamillenblüten und Lindenblüten ist ein ideales Bad für streßgeplagte Großstädter. Es wirkt beruhigend, es regeneriert, es vertreibt Kopfschmerzen, Verkrampfungen und verhilft zu gutem Schlaf. Daneben wirkt es auch desodorierend, vertreibt unangenehmen Körpergeruch und wirkt heilend bei unreiner Körperhaut. Besonders wohltuend ist ein Kamillenbad am Abend vor dem Schlafengehen.

Kamillen-Reinigungsöl

Zutaten

70 g Kamillen-Ölauszug
20 g süßes Mandelöl
10 g Tween 80 (2 Kaffeelöffel)
20 Tropfen Kamillen-Tinktur

Zubereitung

Füllen Sie alle Zutaten in eine Flasche mit Spritzverschluß, und schütteln Sie einmal gut durch; schon ist dieses wasserlösliche Reinigungsöl fertig.

Anwendung und Wirkung

Massieren Sie die Haut mit dem hydrophilen Reinigungsöl ein und waschen Sie das Gesicht anschließend mit reichlich warmem Wasser ab. Alle fett- und wasserlöslichen Schmutzsubstanzen wie Makeup, Puder und Cremereste werden durch die Reinigung mit diesem wunderbar duftenden Reinigungsöl gelöst. Das Reinigungsöl ist besonders für nervöse, spröde, sensible und leicht entzündbare Haut geeignet. Es reinigt die Haut, ohne sie abzubeizen, wie das häufig bei den Reinigungsmitteln der Industrie der Fall ist.

Kamillen-Tonikum

Zutaten

2 Eßlöffel Kamillenblüten
1 Eßlöffel Eibischwurzel
1/4 l destilliertes Wasser
50 g Hamameliswasser
20 Tropfen Kamillen-Tinktur (1 knapper Kaffeelöffel)

Zubereitung

Geben Sie die getrockneten Kräuter in eine Porzellanschüssel, und gießen Sie das destillierte Wasser darüber. Zubinden und über Nacht stehenlassen. Am nächsten Tag seihen Sie die dickliche Flüssigkeit ab und pressen dabei die Pflanzenrückstände gut aus. Das Sieb mit Gaze oder feinmaschigem Leinentuch auslegen und die Flüssigkeit durchlaufen lassen, um alle Pflanzenrückstände zu beseitigen. Den Kräuterauszug mit dem Hamameliswasser aufgießen und die Kamillen-Tinktur hinzufügen. In eine dunkle Flasche abfüllen.

Anwendung und Wirkung

In diesem angenehm duftenden, goldbraunen Tonikum stehen die heilenden Eigenschaften der Kamillenblüten und des Eibisch im Vordergrund. Die Einreibung mit dem Tonikum wirkt wunderbar beruhigend, heilend und erfrischend auf trockene, empfindliche und leicht gereizte Haut. Man beträufelt einen Wattebausch mit dem Gesichtswasser und reibt leicht das Gesicht und den Hals damit ab. Feuchte Haut abtupfen. Sie werden bald spüren, wie wohltuend dieses feine Tonikum wirkt.

Beruhigende Kamillencreme

Zutaten

5 g Bienenwachs
15 g Lanolin anhydrid (1 1/2 gehäufte Kaffeelöffel)
5 g Kakaobutter

40 g Kamillen-Ölauszug
5 Tropfen Kamillen-Tinktur
40 g Orangenblütenwasser
1/2 Kaffeelöffel reiner Bienenhonig

Zubereitung

Schmelzen Sie zuerst die ersten drei Zutaten auf dem kochenden Wasserbad. Dann fügen Sie den Kamillen-Ölauszug hinzu und erwärmen alles auf 60 Grad. Inzwischen erwärmen Sie das Orangenblütenwasser, das Sie mit der Kamillen-Tinktur vermischt haben, fügen den Bienenhonig hinzu und bringen die Mischung ebenfalls auf 60 Grad. Die Fettschmelze vom Feuer nehmen und die Flüssigkeit mit dem Handrührmixer auf kleinster Stufe einrühren. Geduldig rühren, bis die Creme erkaltet. In Cremetöpfchen abfüllen.

Anwendung und Wirkung

Für nervöse, trockene, leicht reizbare Haut ist die Kamillencreme zu empfehlen. Sie wirkt nicht nur pflegend, sondern gleichzeitig beruhigend und mild entzündungshemmend auf die Haut ein. Tragen Sie die Creme dünn auf, so können Sie sie als Tages- und Nachtcreme gut verwenden.

Kamillen-Handcreme

Zutaten

2 gehäufte Eßlöffel Lanolin
3 Eßlöffel Kamillen-Ölauszug
2 Kaffeelöffel Kamillen-Tinktur

Zubereitung

Das Lanolin wird auf dem kochenden Wasserbad geschmolzen. Sobald es vollkommen flüssig ist, vom Herd nehmen und mit dem elektrischen Handrührmixer den Kamillen-Ölauszug einrühren. Anschließend die Kamillen-Tinktur einrühren. Kurz weiterrühren und dann die halbflüssige Creme in Cremetöpfchen abfüllen.

Anwendung und Wirkung

Bewahren Sie das Cremetöpfchen mit dieser angenehmen Handcreme in der Küche auf, dann haben Sie stets eine pflegende, wasserabstoßende und schützende Handsalbe in greifbarer Nähe. Für die tägliche Handpflege ist die Kamillen-Handcreme bestens geeignet. Gegen schmerzende Schrunden sollten Sie folgende Kur versuchen: Baden Sie die Hände zuerst in einem warmen Handbad, dem Sie ein wenig Kamillen-Tinktur zugefügt haben. Nachdem die Hände gut abgetrocknet wurden, massieren Sie fingerdick die Kamillen-Handcreme ein. Nun ziehen Sie waschbare Baumwollhandschuhe darüber und lassen die Creme über Nacht einwirken. Mit dieser Kur werden die Schrunden rasch verschwinden, und die Haut wird wieder zart und weich werden.

Kamillen-Deodorant

Zutaten

40 g Rosenwasser
40 g Hamameliswasser
20 g Kamillen-Tinktur
1 g Alaun (kleine Prise)

Zubereitung

Erwärmen Sie ein wenig Rosenwasser, und lösen Sie das Alaunpulver darin auf. Danach schütten Sie alle Flüssigkeiten zusammen und füllen sie in eine Flasche mit Zerstäuber ab.

Anwendung und Wirkung

Sanft desinfizierend, adstringierend und erfrischend wirkt dieses fein nach Kamille duftende Deodorant. Sprühen Sie die Haut unter den Achseln nach dem Bad damit ein, und trocknen Sie anschließend überschüssige Reste ab. Die schonende Desinifizierung wird Ihre Haut nicht reizen, wie das bei vielen der radikal wirkenden Deosprays der Fall ist.

Klette

Arctium lappa L.

Beschreibung:

Die für den Kräutersammler in Frage kommende Große Klette ist eine zweijährige Pflanze; im ersten Jahr entstehen große, gestielte Blätter, und im zweiten Jahr wächst der aufrechte Stengel in einer Höhe von etwa 80–120 cm. Gesammelt werden die Wurzeln der zweijährigen Pflanze. Leicht identifiziert man Kletten an ihren purpurroten, kugeligen, distelartigen Blütenköpfchen, die einen Durchmesser bis zu 3 cm erreichen können. Wer sich ein gutes Gedächtnis für Streiche aus der Kindheit bewahrt hat, wird sich erinnern, wie beliebt die stacheligen Klettenblüten waren, um sie in Betten zu verstecken oder in die Hemdkragen der Klassenkameraden fallen zu lassen.

Standort:

Die Klette wächst in der Nähe menschlicher Siedlungen, an Wegen, Schuttplätzen, auf Wiesen, Rainen und Brachäckern.

Sammeln:

Man gräbt die graubraune, fleischige Wurzel der zweijährigen Pflanze, die man im Gegensatz zur einjährigen Pflanze daran erkennt, daß ihr Stengel bereits hochgewachsen ist, aus. Die Wurzel wird entweder im Frühjahr bis Anfang Mai oder im späten Herbst ausgegraben. Die Wurzel wird zunächst gründlich gewaschen und dann zum Trocknen aufgehängt. Wenn man sie rasch trocknen will, kann man dies bei künstlicher Wärme im Backrohr tun, wobei die Temperatur nicht mehr als 50 Grad haben soll. Da die getrocknete Klettenwurzel hygroskopisch (wasseraufnahmefähig) ist, muß man die kleingehackten Wurzelteilchen sehr trocken und luftig lagern. Unter der lateinischen

Bezeichnung *Radix Bardanae* kann man die Wurzelteilchen auch in Apotheken und Kräuterhäusern kaufen.

Aus der Kräuterheilkunde:

Als Bestandteil magenstärkender, blutreinigender und harn- und schweißtreibender Teemischungen findet die Klettenwurzel vielfache Verwendung. Daneben schätzt man sie zur Behandlung von Leber- und Gallenleiden, wobei die Wurzelteilchen mit kaltem Wasser angesetzt werden. Man rechnet einen gehäuften Teelöffel der Wurzel auf 1 Tasse kaltes Wasser. Der Ansatz wird über Nacht stehengelassen und die abgeseihte Flüssigkeit vor dem Trinken leicht erwärmt und mit Bienenhonig gesüßt. Bei Gallenbeschwerden trinkt man 2–3 Tassen pro Tag. Auch für die äußere Anwendung wird in der Kräuterheilkunde der kalt angesetzte Klettenwurzeltee gerne genommen. Bei nässenden Flechten, Hautunreinheiten und Brandwunden, zur Abheilung von Furunkeln und Geschwüren nimmt man den Tee als heilendes Teilbad. Bei Entzündungen im Mund- und Rachenraum wird mit dem kalt angesetzten Klettenwurzeltee mehrmals täglich gegurgelt.

Kräuterkosmetik:

Als Pflegemittel für Haar und Kopfhaut ist das Klettenwurzelöl allgemein bekannt. In der Kräuterkosmetik findet neben dem öligen Auszug aus der Klettenwurzel auch der alkoholische und wäßrige Auszug zahlreiche Verwendung. Seine Heilwirkung kommt in kosmetischen Mitteln für unreine, leicht entzündliche Haut und Akne zum Einsatz.

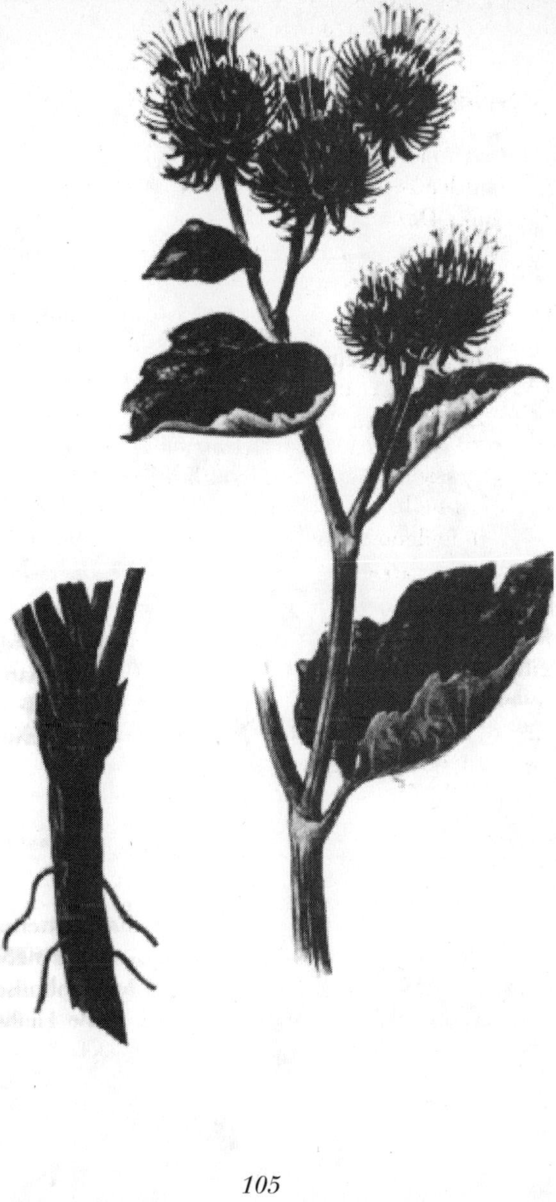

Klette

Rezepte mit Klettenwurzel

Klettenwurzelöl

Zutaten

15 g Klettenwurzel
100 g Traubenkernöl

Zubereitung

Traubenkernöl bekommt man in Apotheken und Reformhäusern.

Füllen Sie die Klettenwurzelteilchen in ein dunkles Apothekerglas mit breiter Öffnung, und gießen Sie das Öl darüber. Gut verschließen und die Flasche 3 Wochen lang an einem warmen Platz im Haus stehenlassen. Öfters durchschütteln. Nun seihen Sie das Öl ab und bewahren es in einer dunklen Flasche auf.

Verwendung

Massieren Sie vor jeder Haarwäsche die Kopfhaut und die Haarspitzen mit Klettenwurzelöl ein. Setzen Sie eine wärmende Plastikhaube auf den Kopf, und lassen Sie das Öl einziehen. Es ist gesund für die Kopfhaut, nährt das Haar und glättet spröde Haarspitzen.

Klettenwurzel-Tinktur

Zutaten

10 g Klettenwurzel
100 g Alkohol 70%

Zubereitung

Die getrockneten Klettenwurzeln in ein Glas mit breiter Öffnung geben und mit dem Alkohol übergießen. 4 Wochen an der Sonne oder an einem warmen Platz im Haus stehenlassen. Danach die Tinktur abseihen und in dunkler Flasche aufbewahren.

Verwendung

Die Tinktur von Klettenwurzeln brauchen Sie als Zutat für einige der nachfolgenden Rezepte. Man kann die reine Tinktur jedoch auch zum Einpinseln verwenden, und zwar bei schuppigen Kopfhautflechten. Wenn man darunter zu leiden hat, umwickelt man einen Zahnstocher mit etwas Watte und betupft die betroffenen Stellen mehrmals täglich mit der Tinktur.

Klettenwurzel-Gesichtsmaske

Zutaten

2 Eßlöffel Heilerde
1 Eßlöffel Klettenwurzelöl

Zubereitung

Heilerde bekommen Sie in Reformhäusem und Apotheken fertig abgepackt. Erwärmen Sie zunächst auf dem kochenden Wasserbad das Klettenwurzelöl; den Topf vom Herd nehmen, die Heilerde einrühren, so daß ein zäher Brei entsteht. Nun fügen Sie ganz langsam so viel heißes Wasser hinzu, bis die Mischung gut streichfähig ist. Gehen Sie langsam dabei vor, sonst wird der Brei tropfen und schlecht aufzutragen sein.

Anwendung und Wirkung

Tragen Sie die warme Maske mit einem breiten Pinsel auf das gut gereinigte Gesicht auf. Wenn Sie unter Hautunreinheiten am Rücken oder an den Armen leiden, verteilen Sie die Maske auch auf diese Körperstellen. Lassen Sie die Maske 30 Minuten lang einwirken, dann waschen Sie sie mit warmem Wasser ab und spülen gründlich mit viel warmem Wasser nach.

Die Heilerde gilt als vorzügliches Mittel gegen unreine Haut und Akne. Nach meiner Meinung wirkt sie aber auch austrocknend auf die Haut, wenn man sie nur mit Wasser anrührt. Bei niedrigem Wasseranteil und in Verbindung mit dem heilenden Klettenwurzelöl wird der Heilerde der austrocknende Effekt genommen.Bei unreiner Haut und Akne kann man so die Heilerdemaske öfters anwenden. Sie wirkt entzündungshemmend, reinigend und heilend auf die Haut ein und führt bei regelmäßiger Anwendung zu einer sichtbaren Klärung des Hautbildes.

Klettenwurzel-Reinigungsöl

Zutaten

80 g Traubenkernöl
10 g Klettenwurzelöl
8 g Tween 80 (1 1/2 Kaffeelöffel)

Zubereitung

Die Herstellung des Klettenwurzel-Reinigungsöls ist ganz einfach. Sie füllen alle drei Zutaten in eine Flasche und schütteln gut durch.

Anwendung und Wirkung

Das hydrophile Klettenwurzel-Reinigungsöl eignet sich ideal als Waschöl. Man kann es gut zur Entfernung von öl- und wasserlöslichem Schmutz oder Make-up gebrauchen. Geben Sie etwas Reinigungsöl in die hohle Hand und massieren Sie mit nassen Händen gleichmäßig das Gesicht, den Hals und das Dekolleté damit. Nun spülen und waschen Sie reichlich mit fließendem warmen Wasser nach. Mit Gesichtswasser nachreinigen!

Klettenwurzel-Gesichtswasser

Zutaten

3 knappe Eßlöffel Klettenwurzel
150 g destilliertes Wasser
50 g Hamameliswasser
1/2 Kaffeelöffel reiner Bienenhonig
1 Kaffeelöffel Klettenwurzel-Tinktur

Zubereitung

Die getrockneten Pflanzenteile geben Sie in eine Porzellanschüssel und übergießen sie mit dem destillierten Wasser. Zubinden und über Nacht stehenlassen. Am nächsten Tag seihen Sie die goldbraune Flüssigkeit ab und drücken dabei die Wurzeln gut aus. Um alle Pflanzenrückstände zu beseitigen, lassen Sie die Flüssigkeit langsam durch Kaffeefilterpapier rinnen. Nun erwärmen Sie das Hamameliswasser und lösen den Bienenhonig darin auf. Die Flüssigkeiten vermischen, Klettenwurzel-Tinktur hinzufügen und in dunkle Flasche abfüllen.

Anwendung und Wirkung

Sowohl der wäßrige wie der alkoholische Auszug aus den Klettenwurzeln kommt in dieser schönen goldbraunen Lotion zur Wirkung. Klärend, heilend und tonisierend wirkt das Gesichtswasser vor allem bei unreiner und Akne-Haut.

Klettenwurzel-Hautcreme

Zutaten

5 g weißes Wachs
20 g Lanolin anhydrid (2 gehäufte Kaffeelöffel)
50 g Klettenwurzelöl
40 g Hamameliswasser
3 Tropfen Rosmarinöl

Zubereitung

Schmelzen Sie auf dem kochenden Wasserbad zuerst das weiße Wachs. Dann fügen Sie Lanolin anhydrid hinzu, und sobald eine klare Fettschmelze entstanden ist, geben Sie das Klettenwurzelöl hinzu. Auf 60 Grad erwärmen. Dann auch das Hamameliswasser in einem feuerfesten Porzellantöpfchen auf 60 Grad erwärmen. Die Fettschmelze vom Feuer nehmen und das Hamameliswasser mit dem elektrischen Handrührmixer auf kleinster Stufe einrühren. Sobald die Creme handwarm abgekühlt ist, das ätherische Rosmarinöl einträufeln und weiterrühren, bis die Creme erkaltet. In Cremetöpfchen abfüllen.

Anwendung und Wirkung

Mit dem reichen Anteil an heilwirksamem Klettenwurzelöl haben Sie eine milde, fein verstreichbare Heilcreme für fette, unreine und Akne-Haut. Daneben sind die Ingredienzien Hamameliswasser und Rosmarinöl ebenfalls dazu geeignet, die Haut zu klären, sanft zu desinfizieren und Entzündungen zum Abklingen zu bringen. Dünn aufgetragen können Sie die Creme sowohl als Tages- wie Nachtcreme verwenden. Massieren Sie auch die unreine Körperhaut damit ein!

Klettenwurzel-Packung für angegriffenes Haar

Zutaten

1 Eßlöffel Klettenwurzelöl
1 Eigelb
Saft 1/2 Zitrone

Zubereitung

Mit einem Kochlöffel rühren Sie das Klettenwurzelöl tropfenweise in das Eigelb ein, so daß eine glatte Mayonnaise entsteht. Dann den Zitronensaft unterrühren.

Anwendung und Wirkung

Auf das einmal vorgewaschene, nasse Haar wird die Klettenwurzelpackung verteilt und gründlich in die Kopfhaut einmassiert. Setzen Sie eine Plastikhaube auf den Kopf, und binden Sie ein Frotteehandtuch darum, dann wird die konstante Wärme, die darunter entsteht, ganz wesentlich zum Erfolg der Anwendung beitragen. Nach etwa 30 Minuten Einwirkungszeit waschen Sie die Packung sorgfältig ab. Dem letzten Spülwasser fügen Sie einen Schuß Obstessig bei.

Bei angegriffenem Haar, bei spröden Spitzen, bei trockener, schuppiger Kopfhaut und bei entzündlichen Veränderungen an der

Kopfhaut sollten Sie diese gute Kräutermayonnaise öfters anwenden. Sie werden dann rasch feststellen, daß Ihr Haar wieder schön und glänzend wird und daß auch problematische Kopfhaut ausgezeichnet auf die Anwendung reagiert. Ich habe in dieser Rezeptur die Anwendung von Obstessig als Bestandteil der Behandlung vorgeschlagen. Der Obstessig gehört zu den besten Mitteln, um Kalk- und Seifenrückstände nach der Haarwäsche aus dem Haar zu lösen. Es sind gerade diese unsichtbaren Rückstände, welche besonders bei entzündlicher Kopfhaut, bei Schuppen und Kopfjucken immer wieder Schwierigkeiten verursachen. Auch hilft der Obstessig, den pH-Wert des Haares und der Kopfhaut nach der Wäsche rasch zu regenerieren, und verleiht dem Haar seidigen Glanz.

Klettenwurzel-Kopfwasser

Zutaten

40 g Klettenwurzel-Tinktur
20 g Brennessel-Tinktur
40 g Hamameliswasser
3 Tropfen Rosmarinöl

Zubereitung

Die Tinkturen vermischen und das Rosmarinöl darin auflösen. Mit dem Hamameliswasser aufgießen und in dunkle Flasche abfüllen. Einmal kräftig durchschütteln.

Anwendung und Wirkung

Bei Schuppen, entzündlicher und fetter Kopfhaut sollten Sie das Klettenwurzel-Kopfwasser täglich anwenden. Scheiteln Sie das Haar und massieren Sie das Kopfwasser tropfenweise in die Kopfhaut ein. Das duftende Kopfwasser wirkt nicht nur erfrischend, es ist auch heilend, regenerierend, es desinfiziert sanft und wirkt der übermäßigen Talgdrüsenabsonderung entgegen.

Malve

Malva silvestris L.

Beschreibung:

Auch als großblättrige Käsepappel, als Mauretanische Wildmalve, als klein- und spitzblättrige Malve oder als Stockrose sind die Malven bei uns bekannt. Die einzelnen Malvenarten werden häufig verwechselt; für den Sammler von Heilkräutern spielt es jedoch keine Rolle, ob er eine kleinwachsende oder großblättrige Malve findet, da alle Malven die gleichen Heilwerte als Heilkraut aufweisen. Je nach Art kann die Malve bis zu 2 m hoch wachsen, ihre beiderseitig dichtbehaarten, umgekehrt herzförmigen, deutlich genervten Blätter erreichen einen Durchmesser bis zu 15 cm. Charakteristisch sind die dicht am Stengel wachsenden, brötchenähnlichen Blütenköpfchen. Die Blütenblätter sind je nach Art bläulich, violett bis rosarot. Der volkstümliche Ausdruck Pappel hat nichts mit Pappeln zu tun; er stammt vielmehr von dem altdeutschen Papp (klebrige Speise) und deutet auf den in Blättern und Wurzeln enthaltenen klebrigen Pflanzenschleim hin.

Standort:

Die Malven sind in ganz Europa verbreitet. Früher gehörten sie zu jedem Bauerngarten; verwilderte Malven findet man daher häufig an Wegen und auf Wiesen in der Nähe von Bauernhöfen. Wildwachsende Malvenarten findet man an Wegen, Bahndämmen, Mauern und auf Schuttplätzen.

Wenn man Gelegenheit hat, Gartenblumen anzupflanzen, sollte man unbedingt Malvensamen besorgen. Am besten nimmt man die hochwachsenden, violett blühenden Malven; sie gehören zu den schönsten Gartenblumen. Von Juni bis Oktober sind ihre bezaubernden Blüten eine Freude für den Betrachter.

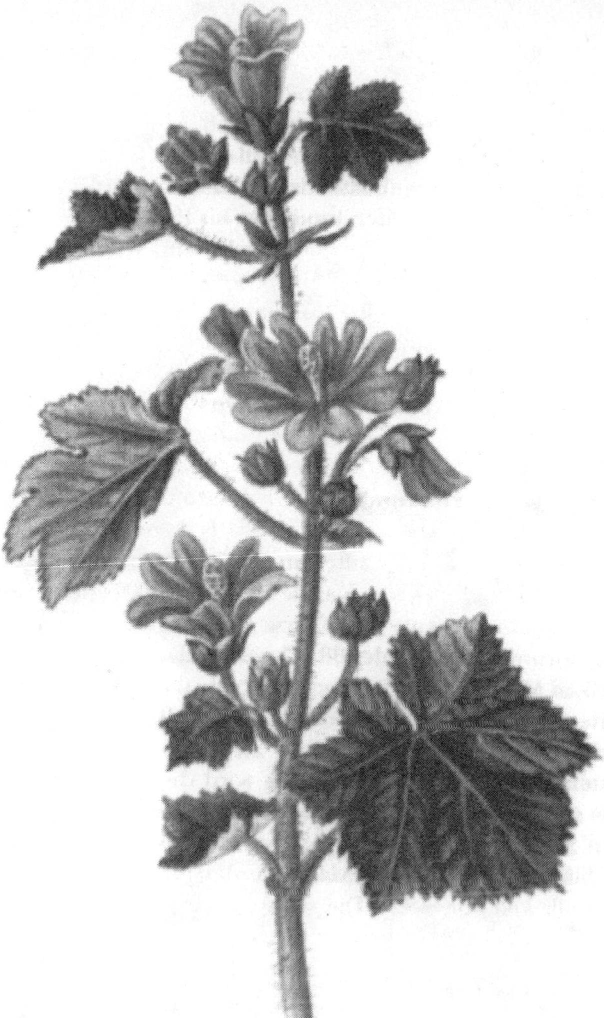

Malve

Sammeln:

Sammeln Sie die Blütenblätter der Malve während der Blütezeit, die Blätter von der zweiten Junihälfte bis Ende September. Die Blütenblätter werden nur an ganz trockenen Tagen gezupft und sofort einzeln ausgebreitet und im Schatten getrocknet. Die Blätter schneidet man mit ganz kurzem Stiel und trocknet sie auf gleiche Weise wie die Blüten. Die violetten Blütenblätter *(Flores Malvae silvestris)* und die Blätter *(Folia Malvae)* gibt es in Kräuterhandlungen und Apotheken zu kaufen.

Aus der Kräuterheilkunde:

Die Malve zählt zu den ältesten Heilkräutern. Unter der Bezeichnung Tung Kuei Tze war sie schon vor 5000 Jahren bei den Chinesen eine beliebte Teepflanze zur Behebung von Verdauungsstörungen, und in der Bibel heißt es, daß Moses den Fieberkranken Malventee zu trinken gab. Neben den Blüten und den Blättern verwendet man in der Kräuterheilkunde auch die getrockneten Malvenwurzeln, und zwar wie die Wurzeln vom Echten Eibisch. Wie beim Eibisch wird die Wurzel der Malve stets mit kaltem Wasser angesetzt, um den wertvollen pflanzlichen Schleim ohne biologische Verluste gewinnen zu können. Die Blüten und Blätter der Malve werden für die Teezubereitung ebenfalls kalt angesetzt. Die sich bildenden Schleimstoffe wirken nicht nur mildernd auf nervösen Darm und Magen, der Malventee fördert die Schleimsekretion und gilt auch als vorzüglicher Hustentee. Man nimmt ihn bei Bronchialleiden, bei Heiserkeit und zur Lösung festsitzenden Hustens. Ein altes Rezept empfiehlt den kalt angesetzten Tee als Gurgel- und Mundwasser gegen entzündete Mundschleimhaut.

Kräuterkosmetik:

Die mildernden, einhüllenden und lindernden Wirkstoffe der Malvenblüten und -blätter finden in der Kräuterkosmetik viele Anwendungsmöglichkeiten. So gehört die Malve zu den idealen Heilpflanzen für die Pflege sensibler und trockener Haut. Neben dem in der Pflanze enthaltenen pflanzlichen Schleim, Gerbstoff und ätherischen Öl gehört der wasserlösliche violette Farbstoff der Blütenblätter, das sogenannte Malvin, zu einem kosmetischen Mittel spezieller Art.

Rezepte mit Malvenblüten und -blättern

Malven-Ölauszug

Zutaten

1 Eßlöffel Malvenblütenblätter
1 Eßlöffel Malvenblätter · 100 g Sojabohnenöl

Zubereitung

Die getrockneten Pflanzenteile füllt man in ein dunkles Glas mit breiter Öffnung und gießt mit dem Öl auf. Gut verschlossen bleibt die Mischung etwa 14 Tage an einem warmen Platz im Haus stehen, danach abseihen und die Pflanzenrückstände gut auspressen. Nun lassen Sie das gewonnene Öl durch ein feinmaschiges Leinentuch laufen, um alle Pflanzenrückstände zu beseitigen.

Verwendung

Mit diesem öligen Auszug aus den Malvenblüten und -blättern haben Sie einen vorzüglichen Grundstoff zur Weiterverarbeitung in den nachfolgenden kosmetischen Mitteln. Wegen seiner lindernden, glättenden Eigenschaften können Sie das Öl auch zum Einreiben bei rauhen, spröden Händen verwenden. Aber tragen Sie das Öl nicht auf die Gesichtshaut auf; denn jedes Öl kann in nicht emulgiertem Zustand bei häufiger Anwendung die Poren der Haut verstopfen. Erst durch die Emulgierung – sei es in Ei oder in Wasser – wird das Öl zum eigentlichen Pflegemittel für die Haut.

Malven-Lotion

Zutaten

2 Eßlöffel Malvenblütenblätter
2 Eßlöffel Malvenblätter

200 g destilliertes Wasser
30 g Alkohol 70%
2 Kaffeelöffel Arnika-Tinktur

Zubereitung

Die getrockneten Pflanzenteile legen Sie in eine Porzellanschüssel und übergießen sie mit dem destillierten Wasser und dem Alkohol. Zudecken und 2 Tage stehenlassen. Dann seihen Sie die Flüssigkeit ab und pressen dabei die Pflanzenrückstände gut aus. Die gewonnene Flüssigkeit durch Kaffeefilterpapier klarfiltern. Mit der Arnika-Tinktur vermischen und in dunkle Glasflasche abfüllen.

Anwendung und Wirkung

Die beruhigenden, krampflösenden Eigenschaften der Malven kommen in diesem wäßrigen und alkoholischen Pflanzenauszug sehr gut zur Wirkung. Die duftende, rotgoldene Pflanzenlotion eignet sich am besten zur erfrischenden Nachreinigung für trockene, sensible und alternde Haut.

Malven-Nährcreme

Zutaten

10 g Lanolin anhydrid (1 gehäufter Kaffeelöffel)
5 g Bienenwachs
5 g Kakaobutter
40 g Malven-Ölauszug
40 g Rosenwasser
3 Tropfen Rosenöl

Zubereitung

Zuerst schmelzen Sie die ersten drei Zutaten auf dem kochenden Wasserbad. Nun den Malven-Ölauszug hinzufügen und alles auf 60 Grad erwärmen. In einem feuerfesten Porzellantöpfchen wird das Rosenwasser ebenfalls auf 60 Grad erwärmt. Die Fettschmelze vom Herd nehmen und das Rosenwasser mit dem elektrischen Handrührmixer auf kleinster Stufe einrühren. Langsam rühren, bis die Creme handwarm abgekühlt ist. Nun das Rosenöl einträufeln. Weiterrühren, bis die Creme erkaltet. In Porzellantöpfchen abfüllen und kurz stehenlassen; vor dem Verschließen noch einmal umrühren.

Anwendung und Wirkung

Diese hautbesänftigende Deckcreme sollten Sie zubereiten, wenn Ihre Haut nervös, reizbar oder trocken ist. Tragen Sie die duftende Creme hauchdünn als Tages- und Nachtcreme auf; sie glättet, beruhigt und nährt die Haut.

Malve Body Lotion

Zutaten

30 g Malven-Ölauszug
30 g Traubenkernöl
30 g Distelöl
5 g Lanolin anhydrid (1/2 Kaffeelöffel)
Parfümöl

Zubereitung

Auf dem kochenden Wasserbad wird das Lanolin geschmolzen. Nun gibt man alle Öle dazu und erwärmt die Mischung leicht. Mit dem Kochlöffel umrühren und, sobald eine schöne klare Fettschmelze entstanden ist, vom Feuer nehmen. Abkühlen lassen und mit Parfümöl parfümieren. Auch hier gilt wieder die Regel, daß man von echten ätherischen Ölen nur ein paar Tropfen zur Parfümierung braucht, während man von synthetischen Ölen mit etwa ein bis zwei Kaffeelöffel rechnen kann. Am besten wird das Massageöl tropfenweise parfümiert, bis die Mischung ideal ist.

Anwendung und Wirkung

Die Öle dieser Mischung sind besonders leichtflüssig und gut verstreichbar. Das Massageöl eignet sich deshalb besonders zur Hautpflege, denn auch durch die Zugabe von reinem Lanolin wird vor allem die trockene Körperhaut gepflegt und geschmeidig. Falls Sie sich massieren lassen, nehmen Sie die Flasche duftenden Massageöls mit in die Behandlung. Es werden bei der Massage normalerweise recht einfache Mineralölmischungen verwendet, mit denen sich zwar die Haut gut massieren läßt, die aber für die eigentliche Hautpflege weniger gut geeignet sind.

Violett-Haarspülung für graues Haar

Zutaten

1 Eßlöffel violette Malvenblütenblätter
1 Tasse kaltes Wasser

Zubereitung

Die violetten Blütenblätter der *Malva silvestris* enthalten den Farbstoff Malvin, der sich ganz ausgezeichnet zur Tönung für graues Haar eignet. Rühren Sie die getrockneten Blätter in eine Tasse mit kaltem Wasser, damit sich der violette Farbstoff gut lösen kann. Abseihen.

Anwendung und Wirkung

Sie sehen, daß Sie mit dieser Mischung eine recht intensive violette Farbe gewonnen haben. Es hängt nun ganz von der Beschaffenheit Ihres Haares ab, in welcher Weise der Farbstoff zur Wirkung kommen kann. Am besten testen Sie deshalb die Farbe, indem Sie sie an einer kleinen Haarsträhne ausprobieren. Bei meinen Tests ergab die violette Farbe die schöne leichte Violett-Tönung, die dem grauen Haar den unschönen gelblichen Farbton und sozusagen »das Alter« nimmt. Der in den Malvenblüten enthaltene pflanzliche Schleim bewirkt zudem noch eine leichte Festigung des Haares, so daß sich die Anwendung von Haarfestigern erübrigt.

Aquamarinblaues Meersalzbad

Zutaten

2 Handvoll getrocknete violette Malvenblütenblätter
200 g Meersalz

Zubereitung

Die getrockneten Malvenblütenblätter geben Sie in ein Leinensäckchen oder in einen alten Perlonstrumpf und knoten das Päckchen zu. In die Badewanne legen, heißes Wasser einlaufen lassen und nun auch das Salz hinzufügen.

Anwendung und Wirkung

Dieses herrlich blaue Meersalzbad wird Ihnen guttun. Salzbäder gehören von jeher zu den beliebtesten Schlankheitsbädern; allerdings ist ein Salzbad für den Kreislauf auch ein wenig anstrengend, und man sollte sich danach hinlegen. Zudem wirkt Salz etwas austrocknend auf die Haut, reiben Sie sich deshalb nach diesem Badegenuß gründlich mit Hautcreme oder Body Lotion ein.

Malven-Weizenkleiebad

Zutaten

2 Handvoll Malvenblütenblätter
2 Handvoll Weizenkleie

Zubereitung

Wenn Sie die violetten Blütenblätter der *Malva silvestris* nehmen, werden Sie an der tiefblauen Farbe dieses herrlichen Bades Ihre Freude haben. Aber auch Malvenblütenblätter in allen anderen Farbschattierungen haben als Heilpflanze die gleiche Wirkung. Die getrockneten Malvenblütenblätter zusammen mit der Weizenkleie in ein Leinensäckchen oder in einen Perlonstrumpf füllen und fest verschließen. In die Badewanne legen und das Wasser einlaufen lassen. Während des Badens das Säckchen öfters ausdrücken.

Anwendung und Wirkung

Sowohl die Weizenkleie wie die Malvenblüte zählt man zu den besänftigenden, beruhigenden und hautfreundlichen Heilpflanzen. Für streßgeplagte Großstädter dürfte deshalb dieses schöne, milde Bad eine wahre Wohltat sein. Nicht nur für die Stärkung der Nervenkraft, auch bei trockener Körperhaut ist das Bad bestens geeignet.

Melisse

Melissa officinalis L.

Beschreibung:

Ursprünglich stammt die Zitronenmelisse aus den warmen Mittelmeerländern, wo sie häufig frei in der Natur vorkommt. Bei uns gedeiht die Pflanze gut im Garten, auch im Blumentopf kann man sie aufziehen. In unseren Gärten gehört die bis zu 70 cm hoch wachsende Melisse – oder Zitronenmelisse – zu den beliebtesten Gewürzpflanzen für Salatsaucen. Die frischen und getrockneten Blättchen schmecken aromatisch nach Zitrone. Wildwachsend findet man die Melisse an sonnigen Plätzen, an Mauern und Zäunen.Die stark verästelnd wachsende Pflanze hat einen vierkantigen Stengel, die Blättchen sind gegenständig angeordnet, langgestielt und eiförmig. Die Blüten sind weiß bis cremefarben. Leicht identifizieren läßt sich die Zitronenmelisse, wenn man ein Blättchen zwischen den Fingern zerreibt; der stark aromatische Zitronenduft ist unverwechselbar.

Standort:

Im Garten ist die Zitronenmelisse eine anspruchslose Pflanze. Sie braucht lediglich einen nicht zu trockenen Boden und eine sonnige, windgeschützte Lage. Beim Anbau sollte man ihr ringsherum ein wenig Platz lassen, denn sie wuchert gern in die Breite und vermehrt sich von Jahr zu Jahr.

Sammeln:

Zweimal im Jahr, im Juni und im September, schneidet man die ganze Pflanze dicht über dem Boden ab. Die Stengel werden lose gebündelt und umgekehrt an einem zugfreien, trockenen Platz aufgehängt. Ein idealer Platz dafür wäre beispielsweise ein Speicherraum. Hängen Sie die Melissenbündel jedenfalls nicht ins Freie, nach kur-

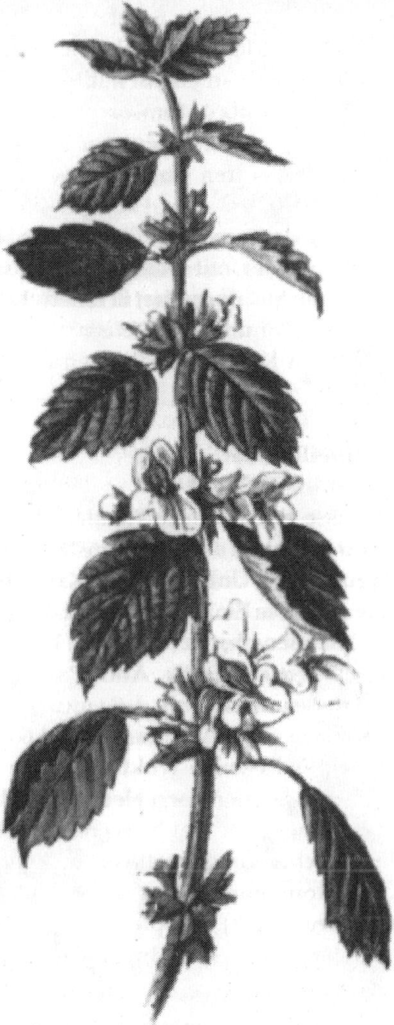

Melisse

zer Zeit wären die Blätter schon braun und unbrauchbar.Nach der Trocknung streift man die Blätter vom Stengel. Die Melissenblätter dürfen nicht mit Metall in Berührung kommen, deshalb bewahrt man sie am besten in einem Karton auf. Unter der lateinischen Bezeichnung *Folia Melissae* gibt es die getrockneten Melissenblätter in Kräuterhandlungen und Apotheken.

Aus der Kräuterheilkunde:

Die Zitronenmelisse findet in der Kräuterheilkunde zahlreiche Verwendung. Da ist einmal der berühmte Melissengeist (Karmelitergeist), der zuerst von Unbeschuhten Karmelitern 1611 in Paris hergestellt wurde. Die Einreibungen mit dem bei uns bekannten Klosterfrau Melissengeist helfen gegen Übermüdung, Abgespanntheit und Nervenschwäche. Auch Paracelsus war voll des Lobs über die Melisse und schrieb, daß von allen Dingen, welche die Erde hervorbringe, die beste Pflanze für das Herz die Melisse sei. Der duftende Melissentee wirkt vor allem entkrampfend, man trinkt ihn gerne bei nervösen Herz und Magenleiden, bei Menstruationsbeschwerden, bei Nervenschwäche und Niedergeschlagenheit. Auch gegen Schlaflosigkeit hat sich eine Teemischung mit der Zitronenmelisse gut bewährt: 20 g Melissenblätter, 20 g Baldrianwurzel, 20 g Hopfentriebe. Ein Teelöffel dieser Mischung reicht für eine Tasse. Mit heißem Wasser übergießen und mit Honig gesüßt trinken.

Kräuterkosmetik:

Die entkrampfende Wirkung der zitronenähnlich duftenden Melissenblätter beruht vor allem auf ihrem Gehalt an ätherischem Öl, dem *Oleum Melissae.* Zur Parfümierung von Schönheitsmitteln wird es in diesem Buch häufig empfohlen. Es verleiht den verschiedenen Produkten einen schönen Duft und hat zudem entzündungshemmende, antibakterielle, antiallergische und krampflösende Eigenschaften. In der Volksheilkunde waren diese Eigenschaften schon immer bekannt, und ein moderner Forschungsbericht der pharmakologischen Industrie hat sie nun auch wissenschaftlich bestätigt.

Rezepte mit Melissenblättern

Melissen-Ölauszug

Zutaten

2 Eßlöffel getrocknete Melissenblätter
100 g Sojabohnenöl

Zubereitung

Die getrockneten Melissenblätter zerkrümeln Sie etwas zwischen den Fingerspitzen, so kann man sie leichter mit dem Öl bedecken. Füllen Sie die Blätter in ein dunkles Glas mit breiter Öffnung und gießen Sie das Öl darüber. Lassen Sie die Flasche gut verschlossen 3 Wochen an einem warmen Platz im Haus stehen. Ab und zu durchschütteln. Dann seihen Sie das duftende Melissenöl ab und lassen es anschließend, um alle Pflanzenrückstände gründlich zu beseitigen, durch ein feines Leinentuch laufen.

Verwendung

Beim öligen Auszug aus den Melissenblättern wird vor allem das in den Blättern vorhandene ätherische Öl gewonnen. Somit entsteht ein angenehm nach Melisse duftendes Ingrediens zur weiteren Verwendung in kosmetischen Mitteln. Wenn Sie den Melissen-Ölauszug als erfrischendes Massageöl anwenden wollen, können Sie die Parfümierung noch intensivieren, indem Sie dem Ölauszug ein paar Tropfen ätherisches Melissenöl hinzufügen.

Melissen-Tinktur

Zutaten

10 g Melissenblätter
100 g Alkohol 70%

Zubereitung

Die getrockneten, zerkleinerten Melissenblätter in ein dunkles Apothekerglas mit breiter Öffnung geben und mit dem Alkohol übergießen. Gut verschlossen bleibt das Fläschchen 4 Wochen lang an einem warmen Platz stehen, bevor man die Tinktur abseiht.

Verwendung

Die Tinktur der Melisse benötigen Sie für einige der nachfolgenden Rezepte. Aber auch auf Ihrem Toilettentisch können Sie die Tinktur gebrauchen. Nach dem Zähneputzen gibt man ein paar Tropfen davon in ein Zahnputzglas mit lauwarmem Wasser und spült den Mund damit. Der erfrischende Zitronengeruch reinigt den Atem und desinfiziert auf sanfte Weise den Mund- und Rachenraum.

Melissen-Reinigungsöl

Zutaten

40 g Melissen-Ölauszug
50 g Avocadoöl (11/2 Kaffeelöffel)
8 g Tween 80
3 Tropfen Melissenöl

Zubereitung

Den klargefilterten Melissen-Ölauszug mit Avocadoöl und Tween 80 vermischen, dann das Melissenöl einträufeln und kräftig durchschütteln. In eine Flasche abfüllen.

Anwendung und Wirkung

Das hydrophile Reinigungsöl ist als Waschöl ideal. Man kann es gut zur Entfernung von öl- und wasserlöslichem Schmutz oder Make-up gebrauchen. Geben Sie etwas Reinigungsöl in die hohle Hand und massieren Sie mit nassen Händen gleichmäßig das Gesicht, den Hals und das Dekolleté damit. Nun spülen und waschen Sie mit fließendem warmen Wasser nach. Mit Gesichtswasser nachreinigen.

Melissen-Gesichtswasser

Zutaten

1 Handvoll Melissenblätter
1 Eßlöffel Eibischwurzel
1 Eßlöffel Malvenblüten
ca. 250 g destilliertes Wasser
50 g reiner Alkohol 96%
1 Kaffeelöffel Melissenöl

Zubereitung

Die getrockneten Pflanzenteile, die Sie alle in Kräuterhandlungen kaufen können, geben Sie in eine Porzellanschüssel und vermengen sie gut. 30 g des Alkohols und so viel destilliertes Wasser darübergießen, bis alles gut von Flüssigkeit bedeckt ist. Die Mischung mit einem Leinentuch zubinden und an einen kühlen Platz stellen. Nach einigen Tagen sehen Sie nach, ob noch ausreichend Flüssigkeit vorhanden ist, und gießen eventuell ein wenig destilliertes Wasser nach. Nach insgesamt 5–7 Tagen seihen Sie die Flüssigkeit ab und pressen dabei die Pflanzenrückstände gut aus. Durch ein Leinentuch klarfiltern.

In den restlichen 20 g Alkohol lösen Sie das Melissenöl auf und fugen es dem Kräuterauszug bei. In dunkle Flasche abfüllen.

Anwendung und Wirkung

Wenn auch die Zubereitung dieses herrlichen Gesichtswassers etwas Geduld von Ihnen verlangt, so werden Sie bestimmt belohnt mit diesem besonders guten Kosmetikum. Das, bedingt durch seinen Gehalt an pflanzlichem Schleim, recht dickflüssige Gesichtswasser dringt sehr schnell in die Haut ein, es wirkt ungemein belebend und erfrischend und macht die Haut schön zart. Für trockene, sensible und alternde Haut ist es schlechthin ideal.

Melissen-Adstringens

Zutaten

30 g Melissen-Tinktur
70 g Rosenwasser
1 g Alaun (kleine Prise)

Zubereitung

Das Rosenwasser erwärmen und das Alaunpulver darin auflösen. Abkühlen lassen und mit der Melissen-Tinktur vermischen. In dunkle Flasche abfüllen.

Anwendung und Wirkung

Die Zubereitung dieses erfrischenden Gesichtswassers ist sehr einfach. Bedingt durch die Beifügung von Alaun, wirkt das Gesichtswasser mild desinfizierend und gut adstringierend, während die Melissen-Tinktur durch ihre krampflösende Wirkung angenehm erfrischt. Falls Sie das Gesichtswasser noch etwas parfümieren wollen, lösen Sie zwei Tropfen Melissenöl in der Melissen-Tinktur auf, bevor Sie die Flüssigkeiten vermischen.

Melissen-Creme

Zutaten

10 g Lanolin
5 g Bienenwachs
5 g Kakaobutter
30 g Melissen-Ölauszug
40 g Rosenwasser
4 Tropfen Melissenöl

Zubereitung

Die ersten vier Zutaten im feuerfesten Porzellantopf auf dem kochenden Wasserbad schmelzen. Dann den Melissen-Ölauszug hinzufügen und alles auf 60 Grad erwärmen. Inzwischen das Rosenwasser in einem feuerfesten Porzellantöpfchen ebenfalls auf 60 Grad erwärmen. Nun mit dem elektrischen Handrührmixer die Flüssigkeit auf kleinster Stufe unter die Fettschmelze rühren. Sobald die Mischung handwarm ist, das Melissenöl einträufeln und weiterrühren, bis die Creme erkaltet.

In Cremetöpfchen abfüllen und vor dem Verschließen noch einmal kurz umrühren.

Anwendung und Wirkung

Diese reichhaltige Nährcreme eignet sich vor allem zur regulären Pflege trockener, sensibler und nervöser Haut. Die entkrampfenden, antiallergischen Wirkungen der Melisse kommen in dieser Creme sehr gut zur Wirkung. Dünn aufgetragen ist sie sowohl als Nachtcreme wie als Tagescreme zu verwenden.

Erfrischendes Melissen-Shampoo

Zutaten

1 Handvoll Melissenblätter
3/4 l destilliertes Wasser
50 g weiße Schmierseife (Silberseife)
10 g Pottasche
50 g Melissen-Tinktur
1 Kaffeelöffel Melissenöl

Zubereitung

Das Wasser zum Kochen bringen. Geben Sie die getrockneten Melissenblätter in eine Porzellanschüssel, und übergießen Sie die Blätter mit 1/4 l des kochenden Wassers. Bedecken und 3 Stunden durchziehen lassen. Dann durch ein Küchensieb abseihen und die Blätter dabei gut ausdrücken. Im restlichen 1/2 l heißen Wassers lösen Sie zuerst die Schmierseife auf und fügen dann die Pottasche hinzu. 30 Minuten lang köcheln lassen. Vom Feuer nehmen, abkühlen lassen und mit dem Melissenaufguß vermischen.

Nun lösen Sie das Melissenöl in der Melissen-Tinktur auf und vermischen die beiden Flüssigkeiten miteinander. In große Haushaltsflasche abfüllen.

Anwendung und Wirkung

Das duftende Melissen-Shampoo wäscht gründlich und schonend und wirkt dabei auch sanft desinfizierend. Es wirkt belebend und erfrischend auf die Kopfhaut und fördert die Durchblutung. Nach der Haarwäsche sollte das Haar wie üblich mit verdünntem Obstessig oder Zitronensaft gespült werden, um Kalk und Seifenrückstände aus dem Haar zu lösen.

Melissen-Kräuterbad

Zutaten

150 g Melissenblätter
1/2 Tasse Bienenhonig

Zubereitung

Füllen Sie die Melissenblätter in ein Leinensäckchen oder in einen Perlonstrumpf und knoten Sie gut zu. Legen Sie das Säckchen in die Badewanne und lassen Sie so viel heißes Wasser einlaufen, daß die Kräuter davon gut bedeckt sind. Nun warten Sie etwa 15 Minuten, bevor Sie das restliche Badewasser hinzufügen. Den Bienenhonig ins Badewasser geben.

Anwendung und Wirkung

Das entspannende Melissenbad eignet sich gut als Bad vor dem Zubettgehen. Es entkrampft, beruhigt und besänftigt streßgeplagte Nerven. Wenn Sie den Duft des Bades noch etwas intensiver haben wollen, geben Sie ein paar Tropfen Melissenöl ins Badewasser. Der beigefügte Honig hat eine sanfte, glättende Wirkung auf die Körperhaut.

Pfefferminze

Mentha piperita L.

Beschreibung:

Der vierkantige, etwas rötliche Stengel der Pfefferminze wächst etwa 20 bis 50 cm hoch. Die gegenständigen Blätter sind gestielt, scharfgesägt und länglichspitz. Sie sind grün und leicht rot angelaufen. Die Pfefferminzblüte wächst wie eine Ähre, und die kleinen wolligen Blüten sind von violetter bis purpurroter Farbe. Ganz leicht identifiziert man die Pfefferminze, indem man ein Blatt zwischen den Fingerspitzen zerreibt. Der typische Pfefferminzgeruch des ätherischen Öls ist unverwechselbar.

Standort:

Wir finden die wildwachsende Pfefferminze an sonnigen Plätzen, etwa an Bahndämmen, sonnigen feuchten Waldrändern, an Böschungen, auf ungedüngten Wiesen. Auch auf ungedüngten Almwiesen kann man häufig kleine Pfefferminzfelder sehen, denn die Kühe lassen die Pfefferminze stehen.Ursprünglich kam die Pfeffer minze aus dem Fernen Osten über Nordafrika und Südeuropa nach England, wo sie etwa gegen Ende des 17. Jahrhunderts populär wurde. Man nennt die Pfefferminze bei uns deshalb auch Englische Minze. Problemlos kann man die Pfefferminze in unseren Gärten anbauen. Sie braucht ein warmes Plätzchen und humusreichen, feuchten Boden. Als sommerliches Salatgewürz kann man die frischen Blättchen gut gebrauchen.

Sammeln:

Kurz vor der Blütezeit ist der Stand des ätherischen Öls in den Pfefferminzblättern am höchsten. Je nach Wetterlage blühen die Pflanzen etwa von Juni bis August, so daß die günstigste Zeit zum Sammeln Ende Mai ist. Man sollte die Pflanze nur bei strahlendem Sonnenschein sammeln, denn die Sonnenwärme beeinflußt den Gehalt an ätherischem Öl in den Blättern.Die ganze Pflanze wird mit der Schere knapp über dem Boden geschnitten. Gleich an Ort und Stelle entfernt man vom Rost befallene Blätter, die es bei der Pfefferminze häufig gibt. Auf dem Heimtransport darf die Pflanze auf keinen Fall in Plastiktüten gesteckt werden, denn Kunststoff absorbiert ätherisches Öl. Prinzipiell legt man gesammelte Heilpflanzen auf dem Heimweg in geflochtene Körbchen, wo sie luftig gelagert sind. Zu Hause bindet man das Pfefferminzkraut in kleine Sträuße und hängt diese umgekehrt in den Schatten zum Trocknen auf. Ideal hierfür ist beispielsweise ein trockener Speicherraum. Sobald die Pflanzensträuße getrocknet sind, streift man die Blätter von den Stengeln. Unter der lateinischen Bezeichnung *Folia Menthae piperitae* bekommt man die getrockneten Pfefferminzblätter in Apotheken und Kräuterhandlungen.

Aus der Kräuterheilkunde:

Ähnlich wie der Kamillentee gilt der Pfefferminztee in unseren Hausapotheken als Universalhilfsmittel, sei es bei Übelkeit, bei Magen-, Darm- oder Gallenbeschwerden. Die verdauungsfördernde, krampfstillende und galletreibende Kraft der Pfefferminzblätter beruht vor allem auf ihrem Gehalt an ätherischem Öl, dem *Oleum Menthae piperitae*, das in gesunden Pflanzen bis zu 1,5% enthalten ist. Das Pfefferminzöl enthält wiederum etwa 50–90% Menthol.

In den ältesten chinesischen Kräuterbüchern finden sich Hinweise über die Heilkraft der Minzen. Körperwaschungen mit Pfefferminztee waren früher sehr beliebt, um den Körper und den Geist zu erfrischen. Ein wenig Pfefferminzöl gab man in Gesichtsdampfbäder, denn das Einatmen der Dämpfe reinigt die Stirnhöhle, die Nase und den Rachenraum. Reibt man sich mit einem Tropfen Pfefferminzöl die Schläfen ein, vertreibt man sehr rasch Kopfschmerzen und Migräne.

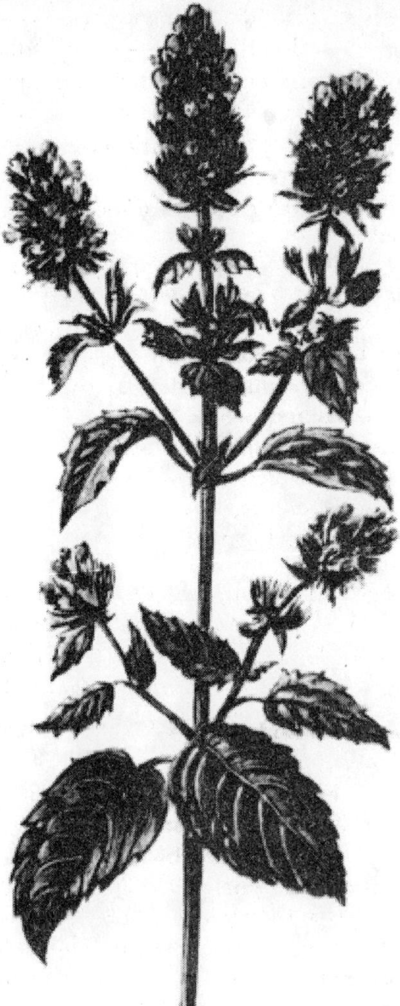

Pfefferminze

Kräuterkosmetik:

Die ungemein erfrischende und kühlende Wirkung des Pfefferminzöls, seine krampflösenden, reinigenden und durchblutungssteigernden Eigenschaften haben ihm in der Kräuterkosmetik einen festen Platz eingeräumt. Sei es in erfrischenden Mundwässern, in duftenden Haarshampoos, in Körperpudern oder in entzündungshemmenden Hautpflegemitteln – das Pfefferminzöl findet vielfache Verwendung.

Pfefferminz-Tinktur

Zutaten
5 g Pfefferminzblätter
100 g Alkohol 70%

Zubereitung
Die getrockneten Pfefferminzblätter mit den Händen kleinreiben. In ein Glas mit breiter Öffnung geben und mit dem Alkohol übergießen. Gut verschlossen 4 bis 6 Wochen an die Sonne oder an einen warmen Platz ins Haus stellen. Danach abseihen und die Blätter gut abtropfen lassen. In dunklem Fläschchen aufbewahren. Fertig bekommt man die Pfefferminz-Tinktur in Apotheken unter der lateinischen Bezeichnung *Tinctura Menthae piperitae.*

Verwendung
Die Pfefferminz-Tinktur werden Sie als Zusatz zu verschiedenen kosmetischen Mitteln brauchen. Aber auch in der Hausapotheke sollte die Tinktur nicht fehlen. Bei Kopfschmerzen, Migräne und Müdigkeit beträufelt man eine feuchte Kompresse mit etwas Pfefferminz-Tinktur und legt den Umschlag auf die Stirn. Man kann statt dessen auch die Schläfen mit etwas Pfefferminz-Tinktur einreiben.

Pfefferminz-Ölauszug

Zutaten

10 g Pfefferminzblätter
100 g Olivenöl

Zubereitung

Die getrockneten Pfefferminzblätter zwischen den Händen kleinreiben und in ein dunkles Apothekerglas mit breiter Öffnung füllen. Mit dem Olivenöl übergießen und etwa 3 Wochen an einem warmen Platz gut verschlossen durchziehen lassen. Danach wird das goldbraune, duftende Öl abgeseiht. Die Pflanzenrückstände gut auspressen und das gewonnene Öl durch ein dünnes Leinentuch klarfiltern.

Verwendung

Durch die Einweichung in Öl lösen sich die in den Pfefferminzblättern enthaltenen ätherischen Öle und geben ihren Duft an das Olivenöl ab. So entsteht ein duftdurchtränktes Pflanzenöl, das sich als Ingrediens in erfrischenden, durchblutungssteigernden Hautpflegemitteln gut zum Einsatz bringen läßt.

Pfefferminz-Gesichtsdampfbad

Zutaten

1 Handvoll Pfefferminzblätter
1 Tropfen Pfefferminzöl
2 l Wasser

Zubereitung

Bringen Sie das Wasser zum Kochen. Das Feuer auf kleinste Stufe einstellen, die Pfefferminzblätter ins Wasser geben und den Tropfen Pfefferminzöl hinzufügen.

Anwendung und Wirkung

Beugen Sie sich über das heiße Gesichtsdampfbad, und bedecken Sie den Kopf zeltartig mit einem Frotteehandtuch. Atmen Sie den Dampf bei dieser wohltuenden Behandlung tief ein; so klären Sie nicht nur unreine, schlecht durchblutete Haut, sondern lassen auch die heilenden Dämpfe auf die Stirnhöhle, Atmungsorgane und den Rachenraum einwirken. Das Gesichtsdampfbad mit Pfefferminze ist also nicht nur ein ideales Mittel zur Klärung unreiner Haut und großer Poren, es ist auch vorzüglich gegen Schnupfen und Erkältungskrankheiten geeignet.

Pfefferminz-Reinigungsöl

Zutaten

50 g Pfefferminz-Ölauszug
30 g Weizenkeimöl
10 g Tween 80 (2 Kaffeelöffel)
2 Tropfen Pfefferminzöl

Zubereitung

In eine 100 g fassende Flasche werden alle Zutaten eingefüllt und die Mischung einmal gründlich durchgeschüttelt. Träufeln Sie das ätherische Pfefferminzöl mit der Pipette ein, damit Sie wirklich nicht zuviel davon erwischen. Pfefferminzöl ist ein sehr intensives Parfümöl, und ein wenig zuviel davon könnte bei der Gesichtsreinigung die Augen reizen.

Anwendung und Wirkung

Das herrlich erfrischende Pfefferminz-Reinigungsöl verteilen Sie leicht über Gesicht und Hals und waschen es anschließend mit reichlich warmem Wasser ab. Es reinigt gründlich, es wirkt sanft desinfizierend und durchblutungssteigernd, und nach der Reinigung fühlt sich die Haut belebt und durchblutet an. Für großporige, schlecht durchblutete und unreine Haut ist das Reinigungsöl zu empfehlen.

Pfefferminz-Gesichtswasser

Zutaten

80 g Hamameliswasser
20 g Pfefferminz-Tinktur

Zubereitung

Die beiden Zutaten füllen Sie in eine Flasche und schütteln einmal tüchtig durch.

Anwendung und Wirkung

Beträufeln Sie einen angefeuchteten Wattebausch mit der sanftgrünen, erfrischend duftenden Pfefferminz-Lotion, und reiben Sie das Gesicht, den Hals und das Dekolleté nach der üblichen Hautreinigung damit ab. Sie werden sofort spüren, wie belebend und durchblutend das Gesichtswasser auf Ihre Haut einwirkt. Die klärenden, entzündungshemmenden und adstringierenden Eigenschaften des Gesichtswassers eignen sich vor allem zur Pflege großporiger, unreiner und schlecht durchbluteter Haut.

Pfefferminz-Hautcreme

Zutaten

20 g Pfefferminz-Ölauszug
10 g Weizenkeimöl
10 g Traubenkernöl oder Avocadoöl
10 g Lanolin anhydrid (1 gehäufter Kaffeelöffel)
5 g Kakaobutter
4 g Bienenwachs
3 g Stearinsäure
40 g Hamameliswasser
3 Tropfen Pfefferminzöl

Zubereitung

Auf dem kochenden Wasserbad werden zuerst Lanolin anhydrid, Bienenwachs, Stearinsäure und Kakaobutter geschmolzen. Sobald die Fettschmelze klar ist, geben Sie Weizenkeimöl, Traubenkernöl und Pfefferminz-Ölauszug hinzu und erwärmen alles auf 60 Grad. Inzwischen erwärmen Sie auch das Hamameliswasser in einem feuerfesten Porzellantöpfchen auf 60 Grad. Fettschmelze vom Feuer nehmen und mit dem elektrischen Handrührmixer das Hamameliswasser unter die Fettschmelze rühren. Auf kleinster Stufe rühren, bis die Creme handwarm abgekühlt ist. Dann das Pfefferminzöl mit der Pipette einträufeln und langsam weiterrühren, bis die Creme vollkommen abgekühlt ist. In Cremetöpfchen abfüllen.

Anwendung und Wirkung

Bedingt durch ihren Gehalt an wertvollen Pflanzenölen, ist diese fein verstreichbare, mild nach Pfefferminze duftende Creme eine Wohltat für schlecht durchblutete, unreine und großporige Haut. Tragen Sie die Creme nach der gründlichen Gesichtsreinigung und Nachbehandlung mit Gesichtswasser hauchdünn auf, und nehmen Sie überschüssige Fettspuren nach kurzer Einwirkungsdauer mit einem Papiertuch ab. So können Sie die Creme gut als Tages- und Nachtcreme verwenden.

Pfefferminz-Kräuterbad

Zutaten

150 g Pfefferminzblätter

Zubereitung

Bringen Sie in einem großen Topf reichlich Wasser zum Kochen. Die Pfefferminzblätter hineingeben und bedeckt 1/2 Stunde auf kleinster Flamme sanft sieden lassen. Den Pfefferminzaufguß ins Badewasser abseihen.

Sie können auch die getrockneten Pfefferminzblätter in ein Leinensäckchen oder einen Perlonstrumpf füllen und gut zubinden. Legen Sie das Kräutersäckchen in die Badewanne und lassen Sie so viel heißes Wasser einlaufen, bis alles von Wasser bedeckt ist. 1/2 Stunde durchziehen lassen, dann das restliche Badewasser einfüllen. Während Sie im Wasser sitzen, das Säckchen nochmals fest ausdrücken.

Anwendung und Wirkung

Das Bad mit Pfefferminze hat verschiedene gute Wirkungen auf die Haut und das allgemeine Wohlbefinden. Es ist vor allem ein Erfrischungsbad, es wirkt kühlend und krampflösend. Deshalb sollte man es nicht nehmen, wenn man sich beispielsweise recht durchfroren fühlt und sich in der Badewanne so richtig aufwärmen will. Das Pfefferminzbad wirkt vor allem kühlend, aber auch klärend und heilend auf unreine, schlecht durchblutete Korperhaut. In früheren Zeiten war das Pfefferminzbad bei den Damen sehr beliebt, um Migräne und drohende Ohnmachten noch rechtzeitig aufzuhalten.

Das in den Pfefferminzblättem enthaltene ätherische Öl entwickelt im heißen Badewasser seine wohlriechenden Dämpfe, die durch die Einatmung den Kreislauf beleben. Diesen Effekt kann man übrigens auch erreichen, indem man ein paar Tropfen Pfefferminzöl ins Badewasser gibt.

Duftendes Pfefferminz-Shampoo

Zutaten

1 Handvoll Pfefferminzblätter
3/4 l destilliertes Wasser
50 g weiße Schmierseife (Silberseife)
10 g Pottasche
50 g Pfefferminz-Tinktur
8 Tropfen Pfefferminzöl

Zubereitung

Zuerst bringen Sie das destillierte Wasser in einem größeren Topf zum Kochen. Mit 1/4 l davon übergießen Sie die getrockneten Pfefferminzblätter, die Sie in eine kleine Porzellanschüssel gelegt haben. Bedecken und 3 Stunden durchziehen lassen.Inzwischen geben Sie die Schmierseife in das restliche kochende Wasser, und sobald sie sich darin aufgelöst hat, fügen Sie die Pottasche hinzu. Alles 30 Minuten lang leicht köcheln. Vom Feuer nehmen und abkühlen lassen.

Nun lösen Sie das Pfefferminzöl in der Pfefferminz-Tinktur auf und fügen es zusammenmit dem abgeseihten Kräuteraufguß der abgekühlten Schmierseifenmischung zu. Alles in eine große Haushaltsflasche abfüllen.

Anwendung und Wirkung

Der Duft dieses herrlichen Haarshampoos wird Sie begeistern. Die Haarwäsche mit Pfefferminz-Shampoo reinigt nicht nur gründlich das Haar, sie ist auch eine Wohltat für die Kopfhaut. Das zeigt sich in ihrer durchblutungssteigernden, erfrischenden Wirkung. Wie nach jeder Haarwäsche spülen Sie das Haar mit verdünntem Obstessig oder verdünntem Zitronensaft. Das gibt schönen Glanz und entfernt Kalk- und Seifenrückstände aus dem Haar.

Pfefferminz-Mundwasser

Zutaten

70 g destilliertes Wasser
30 g Alkohol 96%
2 Tropfen Pfefferminzöl
1 Kaffeelöffel Pfefferminz-Tinktur

Zubereitung

Lösen Sie das Pfefferminzöl im Alkohol auf. Nun alle Flüssigkeiten miteinander vermischen und in eine Flasche abfüllen.

Anwendung und Wirkung

Geben Sie einen Spritzer dieses erfrischenden Mundwassers in ein Zahnputzglas mit lauwarmem Wasser und spülen Sie den Mund damit. Das Mundwasser wirkt durchblutungssteigernd und entzündungshemmend auf das Zahnfleisch ein, es erfrischt Ihren Atem, und es wirkt gleichzeitig sanft desinfizierend auf den Mund- und Rachenraum.

Pfefferminz-Körperpuder

Zutaten

50 g Talkum
10 g Zinkoxyd
7 Tropfen Pfefferminzöl

Zubereitung

Alle Zutaten für diesen Körperpuder bekommen Sie in der Apotheke. Geben Sie alle Zutaten einschließlich des Öls in eine verschließbare Dose und schütteln Sie alles gründlich durch.

Anwendung und Wirkung

Dieser erfrischende Körperpuder eignet sich ideal für die Körperpflege nach dem Bad. Durch den Zusatz von Zinkoxyd hat der Puder eine gut desinfizierende Wirkung; man kann ihn deshalb anstelle von flüssigen Deodorants verwenden. Ist die Haut unter den Armen entzündet, sollte man die Parfümierung mit Pfefferminzöl weglassen, um die Haut nicht zu reizen.

Rose

Rosa centifolia L.

Beschreibung:

Unsere Gartenrosen sind jedermann bekannt, und es erübrigt sich, sie botanisch detailliert zu beschreiben. Ursprünglich stammt die Rose aus Persien; von den Römern wurde sie in der Antike nach Europa gebracht. Man schätzt, daß es heute etwa 8000 Rosensorten gibt. Ob Sie gelb- oder rosablühende Blütenblätter sammeln oder die Blütenblätter von hochwachsenden oder kletternden Rosen, das spielt für die Verarbeitung zu kosmetischen Mitteln keine Rolle. Wichtig ist nur, daß die Blumen nicht mit chemischen Mitteln behandelt sind.

Standort:

Die Rosen lieben mildes, warmes Klima, und wo sie ein gut sonnenbeschienenes Platzchen haben, sollte man die Blütenblätter pflücken. In diesen Blütenblättern ist der Gehalt des ätherischen Rosenöls am höchsten.

Sammeln:

Nur bei trockenem, sonnigem Wetter schneidet man die voll blühende Rosenblüte und zupft die Blütenblätter vorsichtig ab. Die Blütenblätter werden einzeln auf einem luftdurchlässigen Korbgeflecht ausgebreitet, und so läßt man sie zugfrei im Schatten trocknen. Wenn Sie keine Gelegenheit haben, Rosenblätter zu pflücken, können Sie die getrockneten Blütenblätter unter der lateinischen Bezeichnung *Flores Rosae centifolae* in Kräuterhandlungen und Apotheken kaufen.

Aus der Kräuterheilkunde:

Seit dem Mittelalter steht die Rose als Heilpflanze in hohem Ansehen. Vor allem dem in den Blütenblättern enthaltenen ätherischen Öl, ferner dem Fett und Gerbstoff sowie der Apfel-, Weinstein- und Bernsteinsäure werden zahlreiche Heilwirkungen zugeschrieben. Der Tee aus getrockneten Blütenblättern schmeckt blumig zart und gilt als guter Blutreinigungstee und auch als herz- und nervenstärkendes Mittel. Mischt man die getrockneten Rosenblätter unter klassischen schwarzen Tee, nimmt man ihm den herben Geschmack und gibt ihm ein leicht parfümartiges Aroma. Sehr fein schmeckt auch die Mischung von schwarzem Tee, Brombeerblättern und Rosenblütenblättern zu gleichen Teilen. Wenn man das Rosenaroma noch unterstreichen will, besprüht man die Mischung mit einem Tropfen Rosenöl und bewahrt den gemischten Tee gut verschlossen auf.

Kräuterkosmetik:

Rosenöl und Rosenwasser haben bei der Herstellung von hochwertigen Naturkosmetikprodukten großen Wert. Einerseits geben sie den Schönheitsmitteln einen besonders angenehmen Duft, und andererseits ist ihr Heilwert unumstritten. Das Rosenwasser, das man fertig in der Apotheke kaufen kann, fällt als Nebenprodukt bei der Wasserdampfdestillation der Rosenblätter an, und zwar bei der Gewinnung des kostbaren Rosenöls. Das Rosenwasser wird wegen seiner hautverschönernden, tonisierenden und belebenden Wirkung kosmetischen Produkten zugesetzt. Wegen seines guten Geschmacks wird es auch für die Marzipan- und Pralinenherstellung genommen.

In den Erzeugerländern Bulgarien und Frankreich rechnet man für die Gewinnung eines Kilos Rosenöl etwa 3000 kg Rosenblätter. Daraus erklärt sich, weshalb das natürliche Rosenöl so teuer ist. Man kann echtes Rosenöl tropfen- bzw. grammweise in Apotheken kaufen. Als preiswerter Ersatz bietet sich zur Parfümierung von kosmetischen Mitteln das synthetische Rosenöl an. Dieses synthetische Rosenöl ist eine kunstvolle Duftschöpfung, die in ihrem Aroma und ihrer belebenden Wirkung dem echten Rosenöl fast ebenbürtig ist.

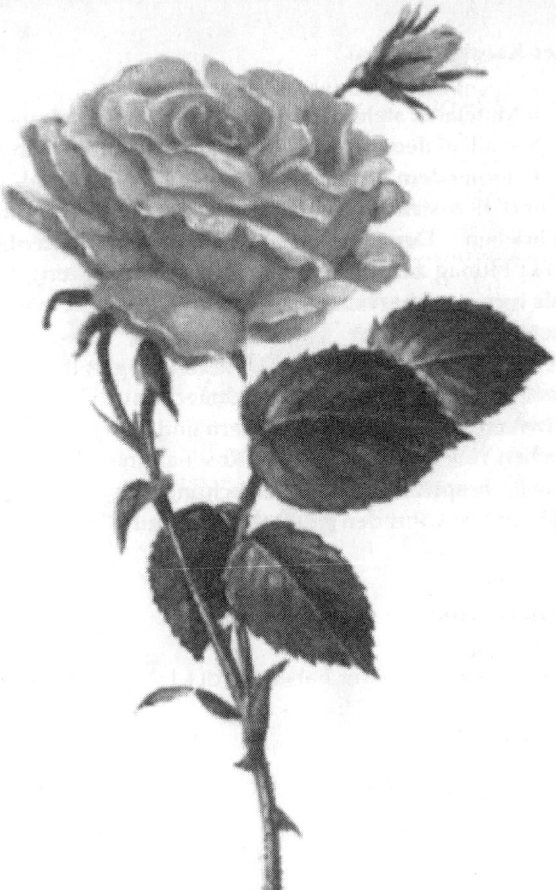

Rose

Rosen-Ölauszug

Zutaten

5 g Rosenblütenblätter
100 g süßes Mandelöl

Zubereitung

Die getrockneten Rosenblütenblätter zwischen den Händen zerreiben. In ein dunkles Apothekerglas mit breiter Öffnung geben und mit dem süßen Mandelöl übergießen. 3 Wochen gut verschlossen an einem warmen, dunklen Platz im Haus stehenlassen. Danach das duftende Öl abseihen und dabei die Pflanzenrückstände gut ausdrücken. Anschließend das Öl durch ein feinmaschiges Mulltüchlein klarfiltern. Wenn Sie einen größeren Bedarf für den Rosen-Ölauszug haben, können Sie die Menge der Zutaten gleich verdoppeln oder verdreifachen.

Verwendung

Den duftenden Auszug aus den getrockneten Rosenblättern brauchen Sie als Ingrediens für hochwertige Hautpflegemittel.

Rosen-Gesichtsdampfbad

Zutaten

2 Handvoll Rosenblütenblätter
2 l Wasser

Zubereitung

Das Wasser zum Kochen bringen. Die getrockneten Rosenblütenblätter in eine Schüssel geben und mit dem kochenden Wasser übergießen.

Anwendung und Wirkung

Beugen Sie sich über die duftende Schüssel und bedecken Sie den Kopf zeltartig mit einem Frotteehandtuch. Etwa 5–8 Minuten lassen Sie die anregenden Dämpfe einwirken. Dann wird die Haut abgetrocknet und mit erfrischendem Gesichtswasser nachgereinigt.

Im Gegensatz zur Porenreinigung der fetten und unreinen Haut darf die Anwendung von belebenden Gesichtsdampfbädern bei trockener und empfindlicher Haut nicht über dem siedenden Dampfbad vorgenommen werden. Die milde Dampfeinwirkung dieses duftenden Rosen-Gesichtsdampfbades reinigt die Poren, regt die Durchblutung der Haut an und wirkt belebend auf die Haut und die Atmung ein.

Rosen-Kompresse

Zutaten

1 Handvoll Rosenblütenblätter
1 l Wasser
1 Kaffeelöffel Honig

Zubereitung

Das Wasser zum Kochen bringen. Die Rosenblütenblätter in eine Schüssel geben und mit dem kochenden Wasser übergießen. 20 Minuten durchziehen lassen, dann seihen Sie den Rosentee ab. Den Bienenhonig in der warmen Flüssigkeit auflösen.

Anwendung und Wirkung

Tauchen Sie ein Mulltuch in den warmen Rosentee, und legen Sie die leicht ausgedrückte Kompresse auf das gut gereinigte Gesicht auf. Mehrmals wiederholen. Die Rosenkompresse erfrischt müde und nervöse Haut, und sie nimmt die Abgespanntheit aus den Zügen.

Rosen-Reinigungsmilch

Zutaten

10 g Lanolin
3 g Wollwachsalkohole
30 g Vaselinöl
4 g Tween 80 (1 Kaffeelöffel)
60 g Rosenwasser
4 Tropfen synthetisches Rosenöl

Zubereitung

Die ersten vier Zutaten werden im Wasserbad geschmolzen und auf eine Temperatur von 70 Grad erwärmt. Nebenher erwärmen Sie das Rosenwasser ebenfalls auf 70 Grad. Nun gießt man die erwärmte Flüssigkeit, unter langsamem Rühren mit dem abgekochten Holzkochlöffel, in einem Strahl in das geschmolzene Fett. Es entsteht eine flüssige Mischung, die sich bei geduldigem Rühren langsam eindickt. Mit dem Rosenöl parfümieren. Sobald diese Milch abgekühlt ist, hat sie eine schöne, sahnige Konsistenz. In eine Flasche abfüllen.

Anwendung und Wirkung

Die Hautreinigung wird mit dieser köstlich duftenden Emulsion zum Vergnügen. Man verteilt die Reinigungsmilch reichlich mit beiden Händen über Gesicht und Hals und wäscht sie anschließend mit viel warmem Wasser ab. Die Milch reinigt schonend und gründlich, sie wird von jeder Haut gut vertragen. Wie immer wird das Gesicht mit Gesichtswasser nachgereinigt.

Rosen-Gesichtswasser

Zutaten

5 g Rosenblütenblätter
100 g naturreiner Weißwein
50 g Rosenwasser

Zubereitung

Die getrockneten Rosenblätter kommen in ein dunkles Apothekerglas mit breiter Öffnung und werden mit dem naturreinen Weißwein übergossen. Gut verschlossen bleibt die Mischung 14 Tage an einem warmen Platz im Haus stehen. Dann seiht man den Rosenwein ab und preßt dabei die Pflanzenrückstände gut aus. Durch Kaffeefilterpapier klarfiltern. Mit dem Rosenwasser aufgießen und in eine hübsche Flasche abfüllen.

Anwendung und Wirkung

Der weinige Auszug aus den Rosenblüten ist ein klassisches Verfahren für die Herstellung feiner, hautverschönernder Gesichtswässer. Bedingt durch seinen idealen ph-Wert ist dieses Gesichtswasser zur Nachreinigung besonders gut geeignet. Für trockene, nervöse und alternde Haut ist es zu empfehlen.

Flowery Skin Lotion

Zutaten

2 Eßlöffel Rosenblütenblätter
1 Eßlöffel Weißdornblüten
1 Eßlöffel Malvenblüten
1/4 l destilliertes Wasser
50 g Alkohol 96%
5 Tropfen synthetisches Rosenöl

Zubereitung

Die getrockneten Blütenblätter in eine Schüssel geben und vermengen. Mit dem destillierten Wasser sowie 40 g des Alkohols aufgießen. Die Schüssel zubinden und die Mischung 2 Tage lang stehenlassen. Dann seihen Sie die rosarote Flüssigkeit durch ein Küchensieb ab und pressen dabei die Pflanzenrückstände gut aus. Anschließend durch Kaffeefilterpapier klarfiltern. In den restlichen 10 g Alkohol lösen Sie nun das Rosenöl auf und vermischen die beiden Flüssigkeiten miteinander. In eine dunkle Flasche abfüllen.

Anwendung und Wirkung

Ein Bouquet schönster Blüten gibt diesem Gesichtswasser seinen einmaligen Duft. In dem wäßrigen und alkoholischen Pflanzenauszug kommen alle jene guten Wirkstoffe zur Entfaltung, welche besonders zur Pflege trockener, müder, abgespannter und alternder Haut zu empfehlen sind: die kontrahierenden Gerbstoffe, die durchblutungssteigernden Säuren, die schützenden und heilenden pflanzlichen Schleimstoffe und die belebenden ätherischen Öle.

Rosen-Creme

Zutaten

10 g Lanolin anhydrid (1 gehäufter Kaffeelöffel)
5 g weißes Wachs
40 g Rosen-Ölauszug
40 g Rosenwasser
4 Tropfen synthetisches Rosenöl

Zubereitung

Die ersten zwei Zutaten lassen Sie auf dem kochenden Wasserbad schmelzen. Sobald eine klare Fettschmelze entstanden ist, den Rosen-Ölauszug hinzufügen und auf 60 Grad erwärmen. Inzwischen erwärmen Sie auch das Rosenwasser in einem feuerfesten Porzellantöpfchen auf 60 Grad. Die Fettschmelze vom Herd nehmen und das Rosenwasser mit dem elektrischen Handrührmixer auf kleinster Stufe einrühren. Sobald die Mischung handwarm ist, das Rosenöl hinzufügen und auf kleinster Stufe weiterrühren, bis die Creme erkaltet. In Cremetöpfchen abfüllen.

Anwendung und Wirkung

Die duftende Rosencreme ist ideal für die Pflege trockener, müder und alternder Haut geeignet. Sie wirkt belebend, entkrampfend und beruhigend auf die Haut ein. Dünn aufgetragen, kann man sie als Tages- und Nachtcreme verwenden.

Rosen-Badeöl

Zutaten

70 g Rosen-Ölauszug
20 g synthetisches Rosenöl
1 Eßlöffel Tween 80

Zubereitung

Die Zutaten sind für mehrere Bäder berechnet. Füllen Sie alle Zutaten in eine Flasche und schütteln Sie einmal kräftig durch.

Anwendung und Wirkung

Ein kleiner Spritzer dieses köstlich duftenden Badeöls im Badewasser verleiht dem Bad einen herrlich wohltuenden, entspannenden Duft. Gleichzeitig pflegt das wasserlösliche Badeöl die Körperhaut und hinterläßt auf der Haut einen ganz feinen Ölfilm, wodurch sich das übliche Eincremen nach dem Bad erübrigt.

Rosen-Badesalz

Zutaten

500 g Speisesalz
20 g Alkohol 70%
1 knapper Kaffeelöffel Zimt
5 Kaffeelöffel synthetisches Rosenöl

Zubereitung

Geben Sie das Speisesalz in eine ausreichend große Schüssel. Nun lösen Sie das Rosenöl im Alkohol auf und rühren portionsweise die Mischung mit dem Kochlöffel unter das Salz. Am Schluß das Zimtpulver einrühren. Eine halbe Stunde offen stehenlassen, damit der Alkohol verdunsten kann. Dann in eine gut verschließbare Flasche mit breiter Öffnung abfüllen.

Anwendung und Wirkung

Das herrlich nach Rosen duftende, zart rosafarbene Badesalz ist ein besonders effektvoller Badezusatz und eignet sich auch gut als Geschenk. Etwa 100 g Badesalz benötigen Sie für ein Bad. Das Salz löst sich sofort im Wasser auf und verbreitet seinen angenehm belebenden Duft.

Rosen-Massageöl

Zutaten

100 g Rosen-Ölauszug
10 Tropfen synthetisches Rosenöl

Zubereitung

Die beiden Zutaten in eine Flasche füllen und einmal gut durchschütteln. Kühl aufbewahren.

Anwendung und Wirkung

Die Basis des Rosen-Ölauszugs ist das süße Mandelöl, dessen hervorragende hautpflegende Eigenschaften allgemein bekannt sind. Nach dem Bad sollte man sich von Kopf bis Fuß mit diesem herrlich duftenden Massageöl einreiben. Tragen Sie das ergiebige Öl dünn auf; es pflegt die Haut, hält sie geschmeidig und hat eine belebende Wirkung.

Rosen-Körperpuder

Zutaten

50 g Talkum
10 g Zinkoxyd Rosenöl
5 Tropfen synthetisches Rosenöl

Zubereitung

Füllen Sie die ersten beiden Zutaten in eine gut verschließbare Dose und schütteln Sie einmal kräftig durch. Nun das Rosenöl einträufeln und das verschlossene Gefäß erneut kräftig durchschütteln.

Anwendung und Wirkung

Der schön nach Rosen duftende Talkum-Puder hat durch den Zusatz von Zinkoxyd nicht nur eine pflegende, sondern auch eine desinfizierende Wirkung. Massieren Sie den Duftpuder von Kopf bis Fuß ein, dann werden Sie sich den ganzen Tag über frisch und gepflegt fühlen.

Rosmarin

Rosmarinus officinalis L.

Beschreibung:

Der immergrüne Rosmarinstrauch aus der Familie der Lippenblütler kann bis zu 2 Meter hoch wachsen. Die lanzettförmigen, lederartigen Blättchen wachsen gegenständig, sind dunkelgrün auf ihrer Oberseite und weißfilzig auf ihrer Unterseite. Die blaßblauen bis hellvioletten Blüten sitzen quirlförmig auf kleinen Stielen in den Blattachseln. Eindeutig identifiziert man den Rosmarin am stark kampferartigen Duft seiner Blätter.

Standort:

Wildwachsend findet man den Rosmarin in Europa nur in den heißen Mittelmeerländern. Bei uns gehört er zu jenen beliebten Gewürzpflanzen, die man den Sommer über gut ins Freie setzen kann und die den Winter wegen ihrer großen Frostempfindlichkeit im Blumentopf im Haus verbringen. Ich meine, ein schön hochwachsender Rosmarinstrauch auf dem Fensterbrett, der zudem noch den ganzen Winter über ein aromatisches Küchengewürz liefert, sieht viel hübscher aus als so mancher Gummibaum.

Sammeln:

Sowohl die Blätter (*Folia Rosmarini*) als auch die Blüten (*Flores Rosmarini*) sowie das blühende Kraut (*Herba Rosmarini*) sind reich an ätherischem Öl, dessen Hauptbestandteile wiederum Pinen, Kampfer, Coneol und Borneol sind. Der Ölgehalt der Pflanze hängt sehr von sonnenreicher Lage ab. Man schneidet das blühende Kraut bei schönem Wetter um die Mittagszeit; je nach Lage blüht der Rosmarinstrauch etwa von April bis Ende Mai. Nun hängt man die Stengel einzeln umgekehrt auf und läßt sie im Schatten trocknen. Nach der Trocknung werden Blüten und Blätter vom Stengel gestreift.

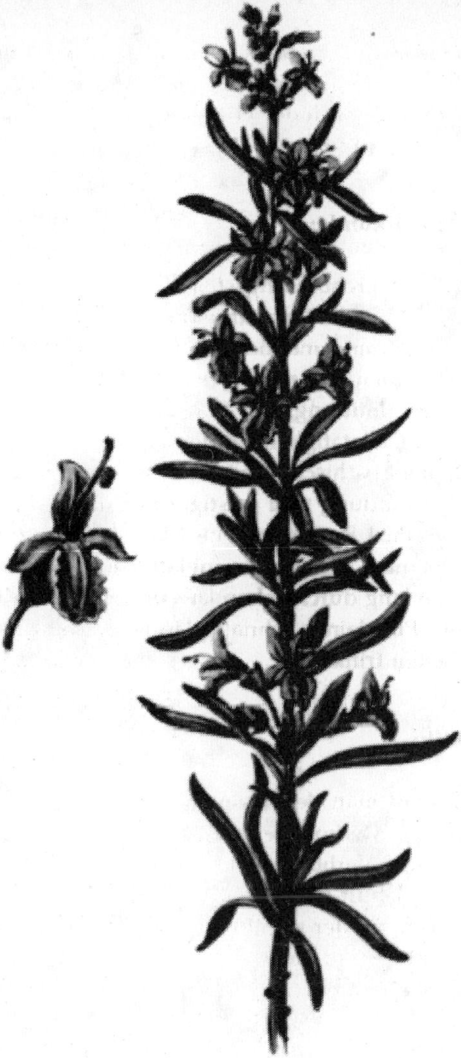

Rosmarin

Aus der Kräuterheilkunde:

Wegen seiner stark durchblutungssteigernden und damit anregenden Heilkraft findet der Rosmarinstrauch in der Kräuterheilkunde viele Verwendungsmöglichkeiten. Zur Behandlung von Verdauungsschwächen, bei niedrigem Blutdruck, bei geistiger und körperlicher Ermüdung, zur Stärkung der Herztätigkeit, zur Anregung der Galletätigkeit werden der Rosmarintee sowie verschiedene homöopathische Rosmarinessenzen vielfach verwendet. Bei Übermüdung und geistiger Erschöpfung empfahl Pfarrer Kneipp seinen Rosmarinwein. Man stellt ihn ganz einfach her, indem man 70 g Rosmarinblätter in 1 l naturreinem Weißwein 4 Tage lang durchziehen läßt und dann den Rosmarinwein abfiltert. Ein kleines Schnapsgläschen davon sollte man vor den Mahlzeiten trinken.

Kräuterkosmetik:

Volkstümlich nennt man den Rosmarin auch Brautkraut oder Hochzeitsblume. In Mythologie und Geschichte stand der Rosmarin stets in enger Verbindung mit elementaren Dingen wie Liebe, Hochzeit, Geburt und Schönheit. Im klassischen Altertum war der Rosmarin der griechischen Göttin Aphrodite, der Göttin der Schönheit und Liebe, geweiht. Die glückliche Braut schmückte sich mit einem Kranz von Rosmarin, und dem Neugeborenen gab man ein Zweiglein Rosmarin in die Hand, damit ihm Glück und Freude zuteil werde. Das Rosmarinsträußchen, so hieß es im Mittelalter, verbreitet den Liebeszauber.Etwa seit dem 16. Jahrhundert kennt man die Auszüge aus dem Rosmarinstrauch auch für die Schönheitspflege. In dieser Zeit, als die Frauen noch wußten, welche Stoffe ihre kosmetischen Mittel enthielten, wurde der Rosmarin vor allem wegen seiner belebenden, durchblutungssteigernden Kraft geschätzt. Berühmt wurde er durch das *Aqua Reginae Hungaricae*, das wohl populärste Gesichtswasser der Geschichte. Das Originalrezept finden Sie auf Seite 158.

Rezepte mit Rosmarin

Rosmarin-Tinktur

Zutaten
5 g Rosmarin
100 g Alkohol 70%

Zubereitung
Sie können für die Herstellung der Rosmarin-Tinktur die getrockneten Rosmarinblätter, die Blüten oder eine Mischung von beiden nehmen. In ein dunkles Apothekerglas mit breiter Öffnung geben und mit dem Alkohol übergießen. Etwa 4 Wochen gut verschlossen an einem warmen Platz stehenlassen. Dann seihen Sie die Tinktur ab und filtern sie durch den Kaffeefilter klar. In einem dunklen Fläschchen aufbewahren.

Verwendung
Für die Zubereitung nachfolgender Rezepte werden Sie die Rosmarin-Tinktur brauchen. Wenn Sie die Tinktur nicht selbst ansetzen wollen, können Sie sie fertig in Apotheken unter der lateinischen Bezeichnung *Tinctura Rosmarini* kaufen. Auch in der Hausapotheke erfüllt die Tinktur ihren Zweck: Sie ist ein gutes durchblutungssteigerndes, anregendes Mittel, und man kann sie zur Einreibung verwenden, etwa bei Zerrungen, Gliederschmerzen, gegen müde Beine und kalte Füße.

Rosmarin-Reinigungsöl

Zutaten

80 g Traubenkernöl oder Avocadoöl
10 g Weizenkeimöl
8 g Tween 80 (1/2 Kaffeelöffel)
3 Tropfen Rosmarinöl

Zubereitung

Die ersten drei Zutaten in eine Flasche füllen und gut durchschütteln. Geben Sie nun das Rosmarinöl vorsichtig mit einer Pipette zu, denn wenn man zu viel davon nimmt, könnten beim Waschen mit dem Reinigungsöl die Augen gereizt werden. Rosmarinöl hat einen herrlich erfrischenden Duft.

Anwendung und Wirkung

Das besonders feinflüssige Traubenkernöl eignet sich ideal als Waschöl. Zur Entfernung von öl- und wasserlöslichem Schmutz oder Make-up kann man das Öl gut gebrauchen. Geben Sie etwas Reinigungsöl in die hohle Hand und massieren Sie gleichmäßig das Gesicht, den Hals und das Dekolleté damit ein. Spülen und waschen Sie nun reichlich mit fließendem warmen Wasser nach. Die gut abgetrocknete Haut mit Gesichtswasser nachreinigen.

Originalrezept: Aqua Reginae Hungaricae

Hier möchte ich Ihnen einmal das Originalrezept des berühmten Ungarischen Königinnengeistes nennen. Anschließend zeige ich Ihnen, wie Sie das Rezept vereinfacht für den Hausgebrauch abwandeln können. Denn wer braucht schon Gesichtswasser in so großen Mengen, wer hat schon *frische* Rosmarinblüten und Pfefferminzblätter bei der Hand?

Zutaten

100 g frische Rosmarinblüten
20 g frische Pfefferminzblätter
1 1/2 l reiner Alkohol 96%
Zum Aufgießen: Rosenwasser
Zur Parfümierung: Rosmarinöl

Zubereitung

Die frischen Rosmarinblüten und die frischen Pfefferminzblätter in ein weitbauchiges Glas mit breiter Öffnung geben und alles mit dem Alkohol übergießen. Kräftig durchschütteln. Gut verschlossen bleibt die Mischung 6 Wochen lang an der Sonne oder an einem warmen Platz im Haus stehen, wobei sie öfters durchgeschwenkt wird. Dann seiht man die Tinktur ab und drückt die Pflanzen dabei gut aus. Durch ein feines Leinentuch oder durch Kaffeefilterpapier wird die duftende Flüssigkeit dann abgeseiht. Dieser alkoholische Pflanzenauszug ist nun praktisch ein Grundstoff für die weitere Verarbeitung des Gesichtswassers. Nun nehmen Sie ein wenig von der Tinktur auf die Seite, damit Sie später das Rosmarinöl darin auflösen können. Gießen Sie jetzt den alkoholischen Pflanzenauszug mit der gleichen Menge Rosenwasser auf, so daß Sie eine Mischung im Verhältnis 1:1 haben. Ein wenig Rosmarinöl in der beiseite gestellten Tinktur auflösen und hinzufügen.

Anwendung und Wirkung

Es heißt, das *Aqua Reginae Hungaricae* habe die gelähmte 70jährige Isabella von Ungarn derartig verjüngt, daß der König von Polen um ihre Hand anhielt. Natürlich liebt man solch schöne Geschichten, aber wahrscheinlicher ist, daß der König von Polen in Ungarn so starke politische Interessen hatte, daß er nicht einmal davor zurückschreckte, eine gebrechliche alte Dame zu heiraten. Der Ungarische Königinnengeist ist jedenfalls ein herrlich erfrischendes, durchblutungssteigerndes und wohlduftendes Gesichtswasser, das sich zur Pflege schlecht durchbluteter, schlaffer und großporiger Haut gut eignet.

Aqua Reginae Hungaricae für den Hausgebrauch

Zutaten

2 Eßlöffel Rosmarinblätter
1/2 Eßlöffel Pfefferminzblätter
100 g reiner Alkohol 96%
100 g Rosenwasser
4 Tropfen Rosmarinöl

Zubereitung

Die getrockneten Rosmarinblätter (es kann auch eine Mischung von Blüten und Blättern sein) zusammen mit den getrockneten Pfefferminzblättern in ein gut verschließbares Gefäß mit breiter Öffnung geben und mit dem Alkohol übergießen. 4 bis 6 Wochen gut verschlossen an die Sonne oder einen warmen Platz im Haus stellen und öfters durchschütteln. Dann wird die Tinktur abgeseiht und durch Kaffeefilterpapier klargefiltert. Das Rosmarinöl in der Tinktur auflösen und mit dem Rosenwasser aufgießen.

Anwendung und Wirkung

Mit dieser vereinfachten Herstellung in kleiner Menge haben Sie ein ebenso wirksames Gesichtswasser wie das des Originalrezepts. Beträufeln Sie einen feuchten Wattebausch mit der duftenden, goldbraunen Lotion, und reiben Sie das Gesicht und den Hals nach der Hautreinigung damit ab. Das Gesichtswasser regt die Durchblutung der Haut an, es wirkt tonisierend und belebend und kann für die müde, schlecht durchblutete, schlaffe und auch für unreine Haut gut verwendet werden.

Rosmarin-Ölbad

Zutaten

30 g Rosmarinöl
70 g Weizenkeimöl
1 Eßlöffel Tween 80

Zubereitung

Alle Zutaten füllen Sie in eine hübsche kleine Flasche und schütteln einmal gut durch.

Anwendung und Wirkung

Schon ein kleiner Spritzer dieses herrlich duftenden Badeöls verleiht Ihrem Bad den schönen belebenden Rosmarinduft. Das wasserlösliche Öl wirkt vor allem anregend, belebend und wärmend. So ist es ein ideales Bad, wenn man recht müde nach Hause kommt und am Abend noch frisch und munter sein will.

Rosmarin-Hautcreme

Zutaten

5 g Bienenwachs
15 g Lanolin anhydrid (1 1/2 gehäufte Kaffeelöffel)
20 g süßes Mandelöl
20 g Weizenkeimöl
40 g Rosenwasser
3 Tropfen Rosmarinöl

Zubereitung

Die ersten zwei festen Fettkörper werden auf dem kochenden Wasserbad geschmolzen. Das Mandelöl und Weizenkeimöl hinzufügen und alles auf 60 Grad erwärmen. Nun auch das Rosenwasser in einem feuerfesten Porzellantöpfchen auf 60 Grad erwärmen. Die Fettschmelze vom Feuer nehmen und das erwärmte Rosenwasser mit dem elektrischen Handrührmixer auf kleinster Stufe einrühren. Sobald die Creme handwarm abgekühlt ist, das Rosmarinöl einrühren und langsam weiterrühren, bis die Creme erkaltet. In Cremetöpfchen abfüllen.

Anwendung und Wirkung

Bedingt durch das Vitamin-E-haltige Weizenkeimöl, das hautfreundliche Mandelöl und das zirkulationsfördernde Rosmarinöl haben Sie hier eine feine, nährende und zugleich durchblutungssteigernde Hautcreme. Zur Pflege fetter, schlaffer und großporiger Haut kann man sie ausgezeichnet gebrauchen. Dünn aufgetragen, kann man sie als Tages- und Nachtcreme verwenden.

Rosmarin-Haarshampoo für dunkles Haar

Zutaten

1 Handvoll Rosmarin
3/4 l destilliertes Wasser
50 g weiße Schmierseife (Silberseife)
10 g Pottasche
50 g Rosmarin-Tinktur
1/2 Kaffeelöffel Rosmarinöl

Zubereitung

Bringen Sie das Wasser zum Kochen. Das getrocknete Rosmarinkraut in eine Porzellanschüssel geben und mit 1/4 l des kochenden Wassers übergießen. Bedecken und 3 Stunden durchziehen lassen. Dann seiht man den Pflanzenaufguß durch ein Küchensieb ab.

Inzwischen lösen Sie die Schmierseife im restlichen destillierten Wasser auf. Dann die Pottasche hinzufügen und alles 30 Minuten lang köcheln. Vom Feuer nehmen und abkühlen. Dann den Rosmarinaufguß hinzufügen. Das Rosmarinöl in der Rosmarin-Tinktur auflösen und alle Flüssigkeiten miteinander vermischen. In große Haushaltsflasche abfüllen.

Anwendung und Wirkung

Das herrlich duftende Rosmarin-Shampoo mit seiner dunkelbraunen Farbe eignet sich vor allem zur Haarwäsche für dunkles Haar. Sein erfrischender Duft, seine durchblutungssteigernde Wirkung auf die Kopfhaut machen die Haarwäsche damit zum Vergnügen. Für fettes Haar und schuppige Kopfhaut ist das Shampoo gut geeignet.

Salbei

Salvia officinalis L.

Beschreibung:

Aus den warmen Mittelmeerländern stammend, wird der Echte Salbei auch in unseren Gärten gerne angepflanzt. Die strauchartig wachsende Pflanze erreicht eine Höhe bis zu 70 cm, ihr Stengel ist vierkantig. Die jungen Blätter sind weißfilzig, länglich, fein gekerbt und derb, von stark kampferartigem, balsamischem Duft. Die Blüten des Echten Salbei stehen in Quirlen und sind von zarter violetter bis weißlich violetter Farbe.

Wildwachsend findet der Kräutersammler den sogenannten Wiesensalbei, der jedoch als Heilpflanze wenig wertvoll ist. Dagegen ist ein wildwachsender Verwandter des Wiesensalbei, der sogenannte Salbeigamander oder auch Waldsalbei oder Bergsalbei, in seiner Heilkraft dem Echten Salbei ebenbürtig. Im Gegensatz zum Echten Salbei sind die Blätter des Bergsalbei gesägt.

Standort:

Der Echte Salbei ist im Garten problemlos zu halten. Da die Pflanze frostempfindlich ist, sollte man sie in kalten Gegenden im Blumentopf im Haus überwintern lassen.

Den wildwachsenden Bergsalbei findet der Kräutersammler an sonnigen Berghängen, an sonnenbeschienenen Böschungen und an Wald- und Wiesenrändern.

Sammeln:

Je nach Wetterlage blüht der Salbei in unseren Gärten etwa im Juni oder Juli. Kurz vor der Blüte werden die Salbeiblätter gesammelt. Dazu schneidet man die Pflanze über dem Boden, zupft die Blätter vorsichtig ab und legt sie zum Trocknen in den Schatten. Die Unterlage muß gut luftdurchlässig sein, und während der Trocknung sollte man die Blätter öfters wenden. Wie die Trocknung des Echten Gartensalbei erfolgt auch die Trocknung der Bergsalbeiblätter.

Unter der lateinischen Bezeichnung *Folia Salviae* bekommt man die getrockneten Salbeiblätter in Kräuterhandlungen und Apotheken.

Aus der Kräuterheilkunde:

Der stark kampferartige, balsamische Duft der Salbeiblätter weist schon hin auf ihren hohen Gehalt an ätherischem Öl; ferner enthalten die Blätter Gerbstoffe, Östrogene und organische Säuren. Als Küchengewürz ist der Salbei bei uns stets beliebt gewesen; bevorzugt nimmt man ihn zu fetten Speisen, denen er eine bessere Verdaulichkeit verleiht. In der Kräuterheilkunde gehört der Salbei seit alters her zu den angesehenen Heilkräutern. Die berühmte »Schule von Salerno« sagt in der Heilkräuter-Gedichtsammlung über den Salbei: »Cur moriatur homo, cui salvia crescit in horte?« »Warum stirbt der Mensch, obwohl Salbei in seinem Garten wächst?«

Die Heilkraft des Salbei beruht auf seinen blutreinigenden, schleimabführenden und schweißregulierenden Eigenschaften. Seine stark entzündungshemmende Kraft schätzt man vor allem bei Magen- und Darmerkrankungen; zur Blutreinigung ist Salbeitee sehr zu empfehlen: Man nimmt für 1 Tasse Tee 1 Teelöffel der getrockneten Blätter.

Kräuterkosmetik:

Besonders durch ihren Gehalt an ätherischem Öl und Kampfer gehören die Salbeiblätter zu den wirksamsten Mitteln bei unreiner Haut und Akne. Pflegemittel mit Auszügen aus den Salbeiblättern regulieren die Tätigkeit der Talgdrüsen, sie wirken entzündungshemmend, klärend und reinigend auf die Haut. Früher rieb man blutendes Zahnfleisch mit frischen Salbeiblättern ab; bei Hautausschlägen und Juckreiz, bei unangenehmem Körpergeruch und Nachtschweiß wurde in Salbei gebadet. In unserer sogenannten auf-

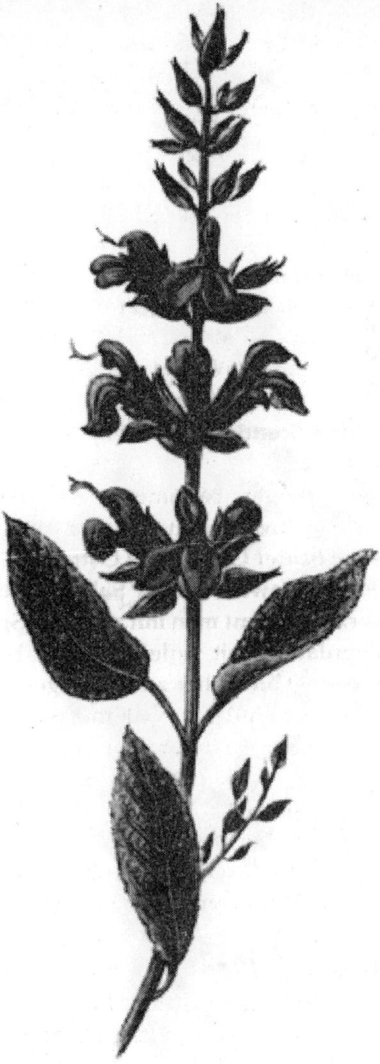

Salbei

geklärten Zeit mag man darüber lächeln, denn bei Körpergeruch beispielsweise wird ja gleich nach dem Deospray gegriffen, und wer möchte sich schon die Mühe machen, ein Salbeibad zuzubereiten. Wir vergessen dabei, daß die chemischen Wirkstoffe eines Deosprays die Schweißbildung meist durch das Verstopfen der Poren verhindern.

Rezepte mit Salbeiblättern

Salbei-Tinktur

Zutaten
5 g Salbeiblätter
100 g Alkohol 70%

Zubereitung
Die getrockneten Salbeiblätter in der Hand zerreiben und in ein dunkles Apothekerglas mit breiter Öffnung geben. Mit dem Alkohol übergießen und fest verschlossen 4 Wochen lang an die Sonne oder einen warmen Platz im Haus stellen. Dann durch ein Küchensieb abseihen und anschließend durch den Kaffeefilter klarfiltern. In dunkler Flasche aufbewahren.

Verwendung
Die Salbei-Tinktur bekommt man fertig in der Apotheke unter der Bezeichnung *Tinctura Salviae*. Die aromatisch duftende Tinktur werden Sie für verschiedene kosmetische Mittel brauchen, deren Rezepturen Sie anschließend finden. Auch in der Hausapotheke hat die Tinktur einen festen Platz. Wenn nach dem Zähneputzen das Zahnfleisch blutet, gibt man einen Spritzer Salbei-Tinktur in ein Zahnputzglas mit warmem Wasser und spült den Mund damit. Selbstverständlich muß man versuchen, dem Übel auf den Grund zu kommen, denn Zahnfleischbluten mag ein Hinweis auf Vitaminmangel sein oder ein Anzeichen für Parodontose.

Salbei-Ölauszug

Zutaten

5 g Salbeiblätter
100 g Sojabohnenöl

Zubereitung

Die zerkleinerten Salbeiblätter in ein Glas geben und mit dem Sojabohnenöl, das es im Reformhaus zu kaufen gibt, übergießen. Gut verschlossen 3 Wochen lang an einen zimmerwarmen Platz stellen Dann seihen Sie das goldbraune Öl ab und lassen es, um alle Pflanzenrückstände zu beseitigen, durch ein feinmaschiges Mulltuch laufen.

Verwendung

Der ölige Auszug aus den Salbeiblättern löst das in den Blättern vorhandene ätherische Öl und gibt es an das Sojabohnenöl ab. Er ist ein wichtiges Ingrediens für Hautpflegemittel.

Salbei-Gesichtsdampfbad

Zutaten

1 Handvoll Salbeiblätter
2 l Wasser

Zubereitung

Das Wasser zum Kochen bringen. Die getrockneten Salbeiblätter hineingeben. Bei schwächster Hitze leise weitersieden lassen, während Sie sich mit bedecktem Kopf über das Salbei-Gesichtsdampfbad beugen.

Anwendung und Wirkung

Etwa 8 bis 10 Minuten sollten Sie die heilenden Salbeidämpfe auf die Haut einwirken lassen, wenn Ihre Haut fett und unrein ist. Sie werden bei regelmäßiger Anwendung dieses porenreinigenden Gesichtsdampfbades feststellen, wie klärend und heilend der Salbei auf Ihre Haut einwirkt. Nach dem Gesichtsdampfbad wird die Haut abgetupft und mit Gesichtswasser nachgereinigt.

Salbei-Reinigungsöl

Zutaten

30 g Salbei-Ölauszug
60 g Avocadoöl
8 g Tween 80 (1 1/2 Kaffeelöffel)

Zubereitung

Salbei-Ölauszug durch ein feines Mulltuch klarfiltern, dann mit Avocadoöl und Tween 80 vermischen. In eine Flasche abfüllen und kräftig durchschütteln.

Anwendung und Wirkung

Das hydrophile Reinigungsöl ist als Waschöl für unreine Haut ideal. Es läßt sich gut zur Entfernung von öl- und wasserlöslichem Schmutz oder Make-up gebrauchen. Geben Sie etwas Reinigungsöl in die hohle Hand und massieren Sie mit nassen Händen gleichmäßig Gesicht, Hals und Dekolleté damit ab. Spülen Sie nun mit viel warmem Wasser nach. Mit Gesichtswasser nachreinigen.

Salbei-Gesichtswasser

Zutaten

20 g Salbei-Tinktur
80 g Hamameliswasser
3 Tropfen Rosmarinöl

Zubereitung

Zuerst lösen Sie in der Salbei-Tinktur das Rosmarinöl auf. Dann mit dem Hamameliswasser aufgießen und in dunkles Fläschchen abfüllen.

Anwendung und Wirkung

Das aromatisch duftende, milchgrüne Kräuter-Gesichtswasser enthält alle idealen Pflanzenauszüge zur Pflege unreiner Haut. Da ist einmal die regulierende, entzündungshemmende Salbei-Tinktur, das adstringierende und heilende Hamameliswasser und das mild desinfizierende Rosmarinöl. Zur Nachreinigung ist das Salbei-Gesichtswasser besonders gut geeignet.

Salbei-Hautcreme

Zutaten

5 g Bienenwachs
10 g Lanolin anhydrid (1 gehäufter Kaffeelöffel)
40 g Salbei-Ölauszug
40 g Hamameliswasser
3 Tropfen Rosmarinöl

Zubereitung

Die ersten zwei Zutaten auf dem kochenden Wasserbad schmelzen. Sobald eine klare Fettschmelze entstanden ist, den Salbei-Ölauszug hinzufügen und alles auf 60 Grad erwärmen. Nun das Hamameliswasser in einem feuerfesten Porzellantöpfchen ebenfalls auf 60 Grad erwärmen. Die Fettschmelze vom Feuer nehmen und das Hamameliswasser mit dem elektrischen Handrührmixer auf kleinster Stufe in die geschmolzenen Fette einrühren. Sobald die Creme handwarm abgekühlt ist, das Rosmarinöl einträufeln und langsam weiterrühren, bis die Creme erkaltet. In Cremetöpfchen abfüllen und vor dem Verschließen noch einmal umrühren.

Anwendung und Wirkung

Die angenehm würzig duftende Salbeicreme ist speziell zur Pflege unreiner und Akne-Haut geeignet. Sie wirkt regulierend auf die Talgdrüsentätigkeit ein, sie desinfiziert auf schonende Weise, sie wirkt mild durchblutungssteigernd und heilend. Dünn aufgetragen, kann man die Creme regelmäßig als Tages- und Nachtcreme verwenden.

Spitzwegerich

Plantago lanceolata L.

Beschreibung:

Bei uns ist der Spitzwegerich mehr als lästiges Unkraut, weniger als alte Heilpflanze bekannt. Auch sein Bruder, der Breitwegerich, wird eher mit Unkrautvertilgungsmitteln verfolgt, statt gesammelt.

Der Spitzwegerich treibt grundständige, lanzettförmige Blätter von recht zäher Beschaffenheit. Der Blütenstengel ist blattlos, die Blüte wächst als bräunlich violette Ähre. Beim Breitwegerich wachsen die breiten, spatenförmigen Blätter rosettenartig am Boden liegend.

Standort:

Den Spitzwegerich und Breitwegerich findet man bei uns sozusagen auf Schritt und Tritt. Er wächst auf Wiesen, auf Wegen, an Böschungen und Gräben, an Feldwegen und im Garten.

Sammeln:

Gesammelt werden die Wegerichblätter von Anfang Mai bis Ende August, während die Pflanze blüht, jedoch der Samen noch nicht ausgereift ist. Die frisch geschnittenen Blätter werden auf einer gut luftdurchlässigen Unterlage ausgebreitet und im Schatten getrocknet. Liegen die Blätter zu eng aneinander und berührt man sie zu häufig, können sie leicht schwarz werden. Diese Blätter werden nach dem Trocknen ausgesondert, denn nur grün gebliebene, völlig trockene Blätter sind zur Weiterverarbeitung geeignet.

Unter der lateinischen Bezeichnung *Folia Plantaginis lanceolatae* bekommt man die Spitzwegerichblätter in Kräuterhandlungen und Apotheken.

Aus der Kräuterheilkunde:

Spitz- und Breitwegerich gehören in der Kräuterheilkunde zu den klassischen Heilpflanzen für die Wundbehandlung. Früher nahm man den frisch aus den Blättern gepreßten Spitzwegerichsaft zur Heilung offener Wunden, und darüber schrieb Pfarrer Kneipp: »... schnell wird die Wunde ausgewaschen, die Spitzwegerichblätter geknetet und der Saft in die Wunde geträufelt. Die Wunde wird dann gut zugepreßt, Spitzwegerichblätter aufgelegt, und so heilt sie rasch zusammen. Mit Goldfäden näht der Spitzwegerichsaft den klaffenden Riß zu, und wie am Gold sich nie Rost ansetzt, so flieht der Wegerich jedliche Fäulnis.«

Auch ältere Kräuterheilbücher sind sich darin einig, daß der Spitzwegerich zu den erstrangigen Wundheilkräutern gehört. Wie richtig die Forschungen vergangener Tage waren, zeigt ein moderner pharmakologischer Bericht, der den Nachweis erbringt, daß der Spitzwegerichsaft die Blutgerinnung weitgehend verzögern kann. Während das aus einer Wunde austretende Blut normalerweise innerhalb von 3-5 Minuten gerinnt, kommt das mit Wegerichsaft vermischte Blut erst nach 24 Stunden zum Gerinnen.

Erwähnt sei noch, daß die Spitzwegerichblätter wegen ihrer gärungswidrigen und gut lösenden Eigenschaften auch gerne als Hustentee genommen werden. Man rechnet 1 Kaffeelöffel getrocknete Blätter auf 1 Tasse Wasser im Aufguß und trinkt den honiggesüßten Tee bei festsitzendem Husten mehrmals täglich.

Kräuterkosmetik:

Die heilende Wirkung des Spitzwegerich beruht vor allem auf seinem Gehalt an tanninähnlichen Substanzen, ätherischem Öl, Chlorophyll, Schleimstoffen, Vitamin A und C, Eisen, Kalk und einem Lab-Enzym. Bei äußerlicher Anwendung wirken die Auszüge aus dem Spitzwegerich zusammenziehend, entzündungshemmend und antiseptisch. In der kosmetischen Pflege sind sie ideale Mittel für die unreine, fette und Akne-Haut.

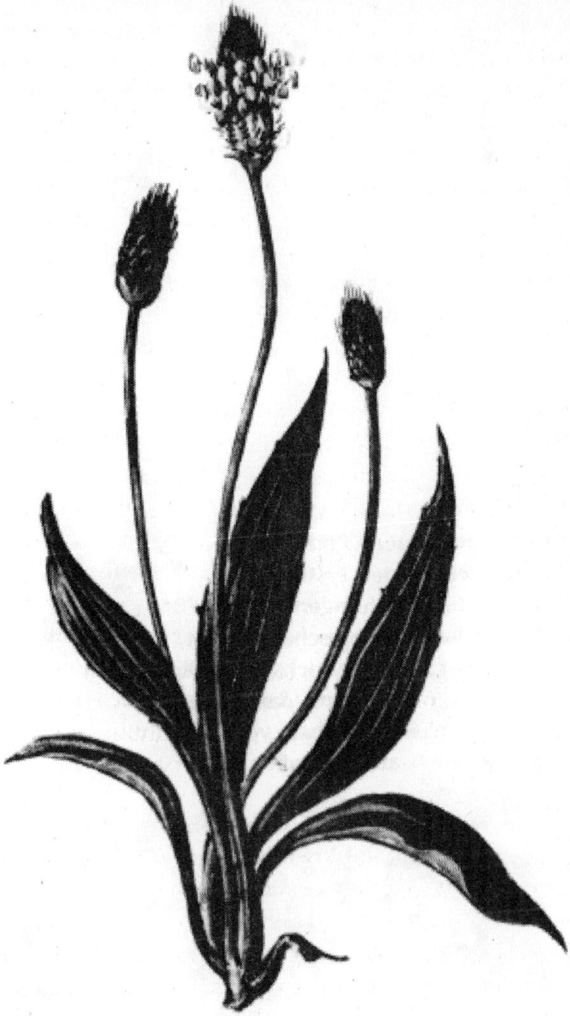

Spitzwegerich

Spitzwegerich-Tinktur

Zutaten
5 g Spitzwegerichblätter
100 g Alkohol 70%

Zubereitung
Die getrockneten Spitzwegerich- oder Breitwegerichblätter gibt man in ein dunkles Apothekerglas mit breiter Öffnung und übergießt sie mit dem Alkohol. Vier Wochen bleibt die Mischung an der Sonne oder an einem warmen Platz im Haus stehen. Dann seiht man die Tinktur ab und filtert sie anschließend durch den Kaffeefilter klar. In dunklem Fläschchen aufbewahren.

Verwendung
Unter der lateinischen Bezeichnung *Tinctura Plantaginis lanceolatae* bekommt man die Spitzwegerich-Tinktur auch fertig in der Apotheke zu kaufen. Man braucht sie für die Zubereitung einiger kosmetischer Mittel, deren Rezepturen Sie im Anschluß finden.

Spitzwegerich-Adstringens

Zutaten

30 g Spitzwegerich-Tinktur
70 g Hamameliswasser

Zubereitung
Die beiden Zutaten geben Sie in eine Flasche und schütteln einmal kräftig durch.

Anwendung und Wirkung

Für großporige, unreine und leicht entzündliche Haut ist dieses Adstringens gedacht. Beträufeln Sie einen leicht angefeuchteten Wattebausch damit, und reiben Sie nach der Hautreinigung das Gesicht und den Hals gründlich damit ab. Das Gesichtswasser wirkt klärend, reinigend, sanft desinfizierend und vor allem porenverengend.

Spitzwegerich-Gel

Zutaten

2 Eßlöffel Spitzwegerichblätter
2 Eßlöffel Eibischwurzel
1/4 l destilliertes Wasser
60 g Alkohol 96%
50 g Hamameliswasser
3 Tropfen Rosmarinöl oder Melissenöl

Zubereitung

Die getrockneten Pflanzenteile in eine kleine Schale geben und mit dem destillierten Wasser sowie 50 g des Alkohols übergießen. Gut bedeckt zwei Tage durchziehen lassen. Dann legen Sie ein Küchensieb mit einem dünnen Mulltuch aus, geben die Mischung hinein, lassen sie abtropfen und pressen am Schluß den Kräuterrückstand fest aus. Das gewonnene Gel mit dem Hamameliswasser aufgießen. Nun das Rosmarinöl im restlichen Alkohol auflösen und untermischen. In dunkles Fläschchen abfüllen.

Anwendung und Wirkung

Das köstlich duftende Gel ist hergestellt aus einem breiten Spektrum heilwirksamer Pflanzenauszüge. Es ist ein ideales Kosmetikum zur Pflege unreiner, fetter, großporiger und Akne-Haut. Man träufelt ein wenig davon auf einen Wattebausch und reibt sanft das Gesicht und den Hals damit ab. Bei regelmäßiger Anwendung verhilft dieses schöne Gesichtswasser zu einem klaren Hautbild.

Spitzwegerich-Kräuteressig fürs Haar

Zutaten

2 Eßlöffel Spitzwegerichblätter
1 Zitrone
1/2 l naturreiner Obstessig

Zubereitung

Zuerst schneiden Sie die Schale einer ungespritzten Zitrone hauchdünn ab. Die getrockneten Spitzwegerich- oder Breitwegerichblätter geben Sie zusammen mit der Zitronenschale in ein entsprechend großes Glas mit breiter Öffnung und gießen mit dem Obstessig auf. 4 Wochen lassen Sie die Mischung an der Sonne oder an einem warmen Platz im Haus stehen. Dann seihen Sie den Kräuteressig ab und drücken dabei die Pflanzenteile gut aus. Durch Kaffeefilterpapier klarfiltern und gut verschlossen aufbewahren.

Anwendung und Wirkung

Nach jeder Haarwäsche können Sie den Spitzwegerich-Kräuteressig als Spülung anwenden. Rechnen Sie – je nach Haarlänge – 1/4 Tasse Kräuteressig auf 1 Tasse Wasser. Mit dieser Mischung wird das Haar gründlich gespült und anschließend nicht mehr gewaschen. Die heilenden und klärenden Substanzen des Spitzwegerich kommen bei dieser Haarspülung gut zur Wirkung, und die Kräuterspülung empfiehlt sich vor allem gegen Schuppen, bei leicht entzündlicher Kopfhaut, bei glanzlosem und schnell fettendem Haar.

Thymian

Thymus vulgaris L.

Beschreibung:

In sonnigen Lagen kann der Thymianstrauch bis zu 50 cm hoch wachsen. Er hat zahlreiche aufrechte Zweige mit spitzen, schmalen, am Rande leicht eingerollten Blättchen. Die hellroten bis blaßvioletten Blüten sind gestielt und wachsen quirlförmig.

Standort:

Die eigentliche Heimat des Thymian sind die warmen Mittelmeerländer. Da der Echte Thymian sehr frostempfindlich ist, wird er bei uns vor allem im Garten angebaut und im Winter ins Haus genommen.

Wildwachsenden Thymian nennt man bei uns Feldthymian oder Quendel. Der winterfeste Quendel ist als Heilpflanze dem Echten Thymian ebenbürtig, da er ebenso reichlich kostbares ätherisches Öl enthält. Auch als Küchengewürz ist der Quendel wegen seines aromatischen Geschmacks wie Thymian zu verwenden. Wie der kultivierte Gartenthymian eine trockene, warme Lage bevorzugt, so finden wir auch den wildwachsenden Thymian entlang an sonnenbeschienenen Feldrainen, an sonnigen Waldrändern, an steinigen Böschungen und an sonnenbeschienenen Felsen.

Sammeln:

Je nach Standort und Wetter blühen der Echte Thymian und der Quendel etwa von Mitte Mai bis Mitte September. Im Hochgebirge, wo man den aromatischsten Quendel findet, kann man erst Ende Juni mit der Blütezeit rechnen. In den Mittelmeerländern, wo der Echte Thymian in der freien Natur wächst, blüht er meist schon Mitte Mai.

Man schneidet die Thymianzweigchen bei sonnigem Wetter in der Blütezeit und bündelt sie zu kleinen Sträußen, die an einem zugfreien Platz in den Schatten zum Trocknen aufhängt werden. Nach der Trocknung streift man die Blüten und Blätter vom Stengel ab. Unter der lateinischen Bezeichnung *Herba Thymi* gibt es das Thymiankraut in Kräuterhandlungen und Apotheken zu kaufen.

Aus der Kräuterheilkunde:

Das Thymiankraut enthält etwa 0,7% ätherisches Öl, das wiederum etwa 50% Thymol beinhaltet. Dem Thymianöl verdankt die Pflanze ihren guten Ruf als stark antiseptische, gärungswidrige, desinfizierende Heilpflanze. Wegen seiner intensiven Fäulniswidrigkeit verwendeten die Ägypter den Thymian zur Balsamierung der Toten. In allen heißen Ländern spielt der Thymian eine große Rolle bei der Konservierung und Frischhaltung. Ein Zweiglein Thymian liegt in den heißen Ländern oft in den Auslagen bei frischen Lebensmitteln. Auch bei uns hängt man in die Speisekammern einen Thymianstrauß; er schützt die Vorräte vor raschem Verderben und hält wegen seines kampferartigen Geruchs das Ungeziefer fern.

Den Tee vom Thymian nimmt man wegen seiner krampflösenden und desinfizierenden Eigenschaften gerne bei Magen- und Darmbeschwerden, bei Erkrankungen der Atmungsorgane, bei Nieren- und Blasenleiden. Ein bekanntes Teerezept zur Magen-und Darmstärkung besteht aus: 50 g Thymiankraut, 40 g Lavendelblüten, 20 g Pfefferminzblättern. 1 Teelöffel dieser Mischung rechnet man auf 1 Tasse Wasser im Aufguß.

Kräuterkosmetik:

Mit viel frischem Thymian sollten Sie die Speisen würzen, wenn Sie eine fette, unreine oder Akne-Haut haben. Die antiseptischen Eigenschaften des in der Pflanze enthaltenen Thymianöls spielen bei innerer und äußerer Anwendung eine klärende Rolle und sorgen auf natürliche Weise für reine Haut. Das im Thymianöl enthaltene Thymol allerdings, das in minimalen Dosen vom Arzt verordnet werden

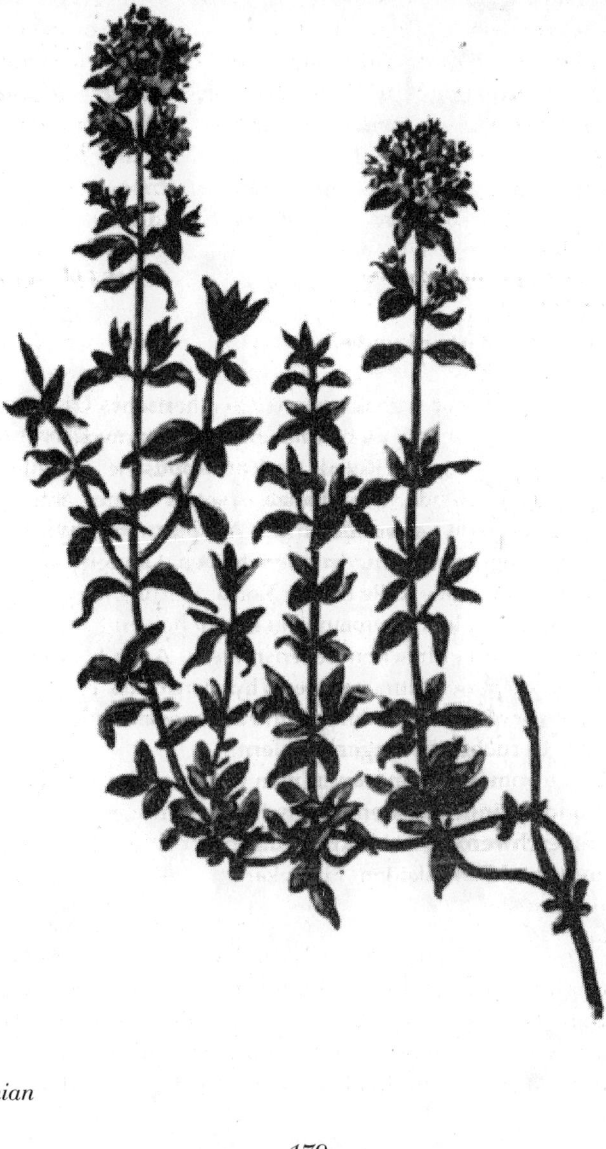

Thymian

kann, hat zwei Gesichter: In geringer Menge wirkt es bei innerlicher Einnahme gärungswidrig und krampfstillend, in mittlerer Dosis wirkt es schmerzbetäubend, und schon eine Gabe von etwa 6 g wirkt giftig und kann den Tod auslösen. Es gilt auch als erwiesen, daß nicht jedermann das aus der Pflanze gewonnene ätherische Thymianöl reizlos in Kosmetika verträgt.

Es gilt hier wieder einmal die Regel, daß Stoffe von großer Wirksamkeit auch reizende Stoffe sein können – daß parallel dazu Stoffe von minderer Wirksamkeit wenigreizende Stoffe sein können –, und so ist es ratsam, die mit Thymianöl parfümierten Produkte zunächst einmal zu testen. Man kann sie zu diesem Zweck in ganz kleinen Mengen herstellen.

Thymian-Ölauszug

Zutaten

5 g Thymiankraut
100 g Avocadoöl oder Olivenöl

Zubereitung

Das getrocknete Thymiankraut geben Sie in ein dunkles Apothekerglas mit breiter Öffnung und übergießen es mit dem Öl. Das verschlossene Glas 3 Wochen an einem warmen Platz im Haus stehenlassen. Dann seihen Sie das duftende Öl ab und drücken die Pflanzenrückstände gut aus. Durch ein Mulltuch klarfiltern.

Verwendung

Der Thymian-Ölauszug – nicht zu verwechseln mit dem ätherischen Thymianöl – wird in den nachfolgenden Rezepten für verschiedene Hautpflegemittel verwendet. Den aromatisch duftenden Thymian-Ölauszug kann man auch in der Küche gut gebrauchen. Über die mit ihm zubereitete Speise hat er einen günstigen Einfluß auf unreine Haut: Man zerquetscht eine Knoblauchzehe in ein wenig Thymian-Ölauszug und verwendet diese Mischung zum Einpinseln von Brat- und Grillfleisch. Ein anderes Rezept, bei dem die Schönheitspflege sozusagen durch den Magen geht, besteht aus einer Mischung von Thymian, Knoblauch, Rosmarin und Lavendelblüten, die man in Öl einige Wochen mazerieren läßt. Das abgeseihte Kräuteröl wird als Salatöl verwendet.

Thymian-Reinigungscreme

Zutaten

5 g weißes Wachs
10 g Kakaobutter

5 g Wollwachsalkohole
30 g Thymian-Ölauszug
30 g Orangenblütenwasser
3 Tropfen Thymianöl

Zubereitung

Die ersten drei Zutaten im kochenden Wasserbad schmelzen. Den Ölauszug hinzufügen und alles auf 60 Grad erwärmen. Nun erwärmen Sie das Orangenblütenwasser in einem kleinen Töpfchen ebenfalls auf 60 Grad. Vom Feuer nehmen und mit dem elektrischen Handrührmixer auf kleinster Stufe unter die Fettschmelze rühren. Rühren, bis die Creme handwarm abgekühlt ist, dann das Thymianöl vorsichtig einträufeln. Weiterrühren, bis die Creme erkaltet. In Cremetöpfchen abfüllen.

Anwendung und Wirkung

Die aromatisch nach Thymian duftende Reinigungscreme wird mit beiden Händen über Gesicht und Hals verteilt und leicht einmassiert. Nun die Creme mit einem weichen Papiertüchlein entfernen. Hiermit werden bei der Reinigung aber nur die fettlöslichen Schmutzreste entfernt, deshalb muß dieser Reinigung eine gründliche Wäsche mit warmem Wasser folgen. Wenn Sie Seife gut vertragen, waschen Sie das Gesicht anschließend mit milder Seife oder massieren Sie es mit feuchter Weizenkleie, die gleichzeitig reinigend und heilend wirkt. Gut abspülen, mit Gesichtswasser nachreinigen.

Thymian-Gesichtswasser

Zutaten

2 Eßlöffel Thymiankraut
1 Eßlöffel Rosmarin
1 Eßlöffel Salbei
200 g destilliertes Wasser
50 g Alkohol 96%
3 Tropfen Thymianöl

Zubereitung

Die getrockneten Kräuter in eine Porzellanschüssel geben und vermischen. Mit dem destillierten Wasser sowie 40 g des Alkohols übergießen. 2 Tage lang bedeckt durchziehen lassen. Dann seihen Sie die goldbraune Flüssigkeit ab und filtern sie durch den Kaffeefilter klar. Im restlichen Alkohol das Thymianöl auflösen und hinzufügen. In dunkle Flasche abfüllen.

Anwendung und Wirkung

Das herrlich aromatisch duftende Gesichtswasser wird auf einen angefeuchteten Wattebausch geträufelt. Gesicht und Hals sanft damit abreiben. Dieses Kräuter-Gesichtswasser, bestehend aus den klassischen Pflanzen für die unreine Haut, für fette und Akne-Haut, wirkt klärend heilend und mild desinfizierend und eignet sich vorzüglich als Gesichtswasser zur Nachreinigung.

Spezialsalbe für unreine Hautstellen

Zutaten

30 g weiche Zinkpaste
1 Eßlöffel Heilerde
3 Tropfen Thymianöl

Zubereitung

Unter der lateinischen Bezeichnung *Pasta Zinci mollis* bekommt man die speziell weiche Zinksalbe in Apotheken. Auf dem kochenden Wasserbad läßt man die Zinksalbe zunächst schmelzen. Sobald die geschmolzene Salbe eine Temperatur von 60 Grad erreicht hat, vom Feuer nehmen und mit dem elektrischen Handrührmixer die Heilerde einrühren. So lange rühren, bis sich die Heilerde völlig in der Salbe gelöst und sich mit ihr verbunden hat. In die handwarme Mischung das Thymianöl einträufeln und kaltrühren.

In Cremetöpfchen abfüllen.

Anwendung und Wirkung

Diese geschmeidige Salbe ist nicht als Hautcreme gedacht, vielmehr nimmt man sie speziell zum Einreiben einzelner, unreiner Hautstellen. Schnell vertreibt man damit einzelne Pickel und Mitesser. Man betupft die betreffenden Stellen mit der Salbe und läßt sie über Nacht einwirken.

Thymian-Hautcreme

Zutaten

30 g Thymian-Ölauszug
15 g Lanolin anhydrid (1 1/2 Kaffeelöffel)
5 g Bienenwachs
5 g Kakaobutter
40 g Hamameliswasser
3 Tropfen Thymianöl

Zubereitung

Auf dem kochenden Wasserbad schmelzen Sie zuerst Lanolin anhydrid, Bienenwachs und Kakaobutter. Sobald eine klare Fettschmelze entstanden ist, den Thymian-Ölauszug hinzufügen und alles auf 60 Grad erwärmen. Inzwischen das Hamameliswasser in einem feuerfesten Porzellantöpfchen ebenfalls auf 60 Grad erwärmen. Die Fettschmelze vom Feuer nehmen und das Hamameliswasser mit dem elektrischen Handrührmixer auf kleinster Stufe einrühren. Sobald die Creme handwarm ist, vorsichtig das Thymianöl einträufeln. Langsam weiterrühren, bis die Creme erkaltet. In Cremetöpfchen abfüllen und vor dem Verschließen noch einmal umrühren.

Anwendung und Wirkung

Zur Pflege unreiner, fetter und Akne-Haut eignet sich die Thymian-Creme. Die leicht verstreichbare, aromatisch duftende Creme wirkt klärend und sanft desinfizierend auf die Haut. Bei regelmäßiger Anwendung heilt sie unreine Hautstellen auf natürliche Weise ab. Dünn aufgetragen, kann man sie als Tages- und Nachtcreme verwenden.

Weißdorn

Crataegus L.

Beschreibung:

In der Botanik unterscheidet man den sogenannten Eingriffeligen und Zweigriffeligen Weißdorn. Bezogen ist diese Unterscheidung auf die Früchte, denn der Fruchtknoten kann einen oder zwei Griffel haben, die scharlachroten Weißdornfrüchte entweder einen oder zwei Kerne. Wenn auch die Botanik diese Merkmale unterscheidet, so spielt diese Klassifizierung für den Sammler von Weißdornblüten – oder auch Weißdornfrüchten – keine Rolle, da beide Weißdornarten die gleiche Wirkung als Heilpflanze aufweisen.

Der mittelgroße Weißdornstrauch kann bis zu 5 m hoch wachsen. Das Holz des astreichen, knorrig aussehenden Baumes ist glatt und aschgrau, die Zweige sind mit langen Dornen besetzt. Die Blätter sind unterseitig hellgrün, an ihrer Oberseite von einem satten Dunkelgrün. In ihrer Form erinnern sie an Eichenblätter. Häufig wird der wildwachsende Weißdorn mit dem Schlehdorn verwechselt. Hier einige Merkmale, die den Weißdorn vom Schlehdorn unterscheiden: Die Früchte des Weißdorn sind dunkel- bis scharlachrot, die Früchte des Schlehdorn sind dunkelblau. Die Rinde des Weißdornbaumes ist aschgrau, die Rinde des Schlehdorn ist schwarzbraun. Der Schlehdorn bevorzugt Kalkböden, der Weißdorn wächst auf Lehmboden. Die Schlehdornblüten erscheinen vor den Blättern, die Weißdornblüten knospen erst nach dem Erscheinen der Blätter.

Standort:

Wildwachsend finden wir den Weißdornstrauch in lichten Wäldern und Gebüsch, an Zäunen und Hecken. Er bevorzugt Lehmboden. Zur Umfriedung von Gärten und Weiden wird der lieblich aussehende Weißdornstrauch häufig angepflanzt.

Sammeln:

Die Weißdornblüten werden in der Blütezeit von etwa Mitte Mai bis Mitte Juni gesammelt. Hierzu schneidet man den blühenden Zweig und hängt ihn umgekehrt zugfrei und luftig in den Schatten zum Trocknen. Neben den Blüten gehören auch die Blätter des Weißdorn zu den heilkräftigen Pflanzenteilen. Nach der Trocknung streift man Blüten und Blätter vorsichtig vom Stengel.

Unter der lateinischen Bezeichnung *Flores Crataegi* erhält man die Blüten und unter der Bezeichnung *Folia Crataegi* die Blätter in Kräuterhandlungen und Apotheken. Auch eine Mischung von Blüten und Blättern *(Folia Crataegi cum Floribus)* wird angeboten.

Aus der Kräuterheilkunde:

Als herz- und nervenstärkendes Mittel wird der Weißdorn in der Homöopathie gerühmt, und die Tinktur von Weißdornfrüchten gilt als erstklassiges Mittel zur Regelung des Blutdrucks. Natürlich sollte man diese Tinktur nicht selbst ansetzen und nach Belieben einnehmen, ihre Verordnung gehört in die Hand des Homöopathen.

Die beruhigende Wirkung des Weißdorntees wird in der Kräuterheilkunde vor allem bei Herzmuskelschwäche, bei Überarbeitung, gegen Nervosität und Streßerscheinungen geschätzt. Zu gleichen Teilen gemischte Blüten und Blätter trinkt man im Teeaufguß und rechnet 1 Teelöffel der Mischung auf 1 Tasse Wasser.

Kräuterkosmetik:

Am Geruch und am Aussehen von Heilkräutern können wir oft schon erraten, welche Wirkung ihre Anwendung ausübt. Denken wir an den balsamisch duftenden Rosmarin, dann spürt man seine belebende, zusammenziehende Würze; mit dem zarten Wohlgeruch von Rosen erfährt man ihre beruhigende Kraft, und allein der Geruch frischer Pfefferminze hat eine belebende Wirkung. Beim Weißdorn ist man betört von der milden Süße des Duftes, von der Zartheit der schneeweißen Blüten, und dieser be-

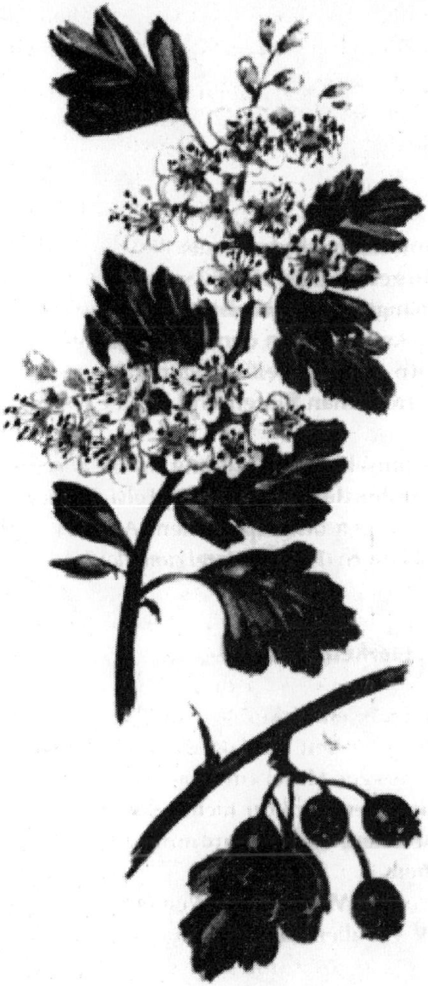

Weißdorn

sänftigende Eindruck auf unsere Sinne ist auch das Merkmal für die Heilwirkung der Pflanze. Besänftigend, beruhigend und stärkend wirken die Auszüge aus dem Weißdorn in naturkosmetischen Mitteln auf die Haut ein.

Rezepte mit Weissdornblüten und -Blättern

Weißdornblüten-Tinktur

Zutaten

8 g Weißdornblüten
100 g Alkohol 70%

Zubereitung

Die getrockneten Weißdornblüten in ein dunkles Apothekerglas mit breiter Öffnung geben und mit dem Alkohol übergießen. Gut verschlossen bleibt der Ansatz für die Tinktur etwa 6 Wochen an einem warmen Platz im Haus oder in der Sonne stehen. Danach abseihen und durch Kaffeefilterpapier klarfiltern. In dunklem Fläschchen aufbewahren.

Fertig bekommt man die Tinktur unter der lateinischen Bezeichnung *Tinctura Crataegi e Florib.* in der Apotheke.

Verwendung

Der alkoholische Auszug aus Weißdornblüten ist der Hauptbestandteil bei der Fertigung nachfolgender Rezepte. In der Hausapotheke kann man die Tinktur als äußerlich anwendbares Beruhigungsmittel bei Kopfschmerzen und Spannungszuständen gebrauchen. Eine feuchtwarme Kompresse wird, mit etwas Weißdornblüten-Tinktur beträufelt, auf die Stirn gelegt.

Weißdornblüten-Waschung

Zutaten

Weizenkleie
Weißdornblüten

Zubereitung

Füllen Sie etwa zwei bis drei Liter lauwarmes Wasser in eine Schüssel. Geben Sie eine Handvoll Weizenkleie und eine halbe Handvoll getrocknete Weißdornblüten hinein.

Anwendung und Wirkung

Mit der weichen Mischung wäscht man das Gesicht mit leicht kreisenden Bewegungen ab und spült anschließend mit klarem, lauwarmem Wasser nach. Die Waschung eignet sich gut zur Reinigung und Klärung der trockenen, schlecht durchbluteten Haut und kann beliebig oft angewendet werden.

Weißdornblüten-Körperpackung

Zutaten

20 g Lanolin (2 gehäufte Kaffeelöffel)
3 Eßlöffel süßes Mandelöl
2 Kaffeelöffel Weißdornblüten-Tinktur

Zubereitung

Die Zutaten für diese nährende Körperpackung sind zur einmaligen Anwendung berechnet. Auf dem kochenden Wasserbad wird das Lanolin geschmolzen. Dann nimmt man es vom Feuer und unterrührt mit einem sterilen Kochlöffel das süße Mandelöl. Danach die Weißdornblüten-Tinktur hinzufügen und gut umrühren.

Anwendung und Wirkung

Nach dem Bad, wenn die Haut weich ist und die Poren gut geöffnet sind, tragen Sie die Körperpackung auf. Massieren Sie sich gründlich von Kopf bis Fuß damit ein, und lassen Sie die Packung über Nacht einwirken. Bei trockener und spröder Körperhaut wirkt die Weißdornblüten-Packung wahre Wunder.

Weißdorn-Gesichtsdampfbad

Zutaten

1 Handvoll Weißdornblüten oder -blätter
2 l Wasser
1 Eßlöffel Bienenhonig

Zubereitung

Das Wasser zum Kochen bringen. Die Weißdornblüten oder -blätter – es eignet sich auch eine Mischung aus beiden – in eine Porzellanschüssel geben. Mit dem kochenden Wasser übergießen und in der heißen Flüssigkeit den Bienenhonig auflösen.

Anwendung und Wirkung

Beugen Sie sich über die leicht dampfende Schüssel und bedecken Sie dabei den Kopf zeltartig mit einem Frotteehandtuch. Für nervöse, trockene und gereizte Haut ist dieses Dampfbad wie geschaffen. Atmen Sie die heilenden, beruhigenden Dämpfe gut ein, solange das heiße Wasser sie abgibt. Wenn Sie die Mischung nochmals erwärmen wollen, dann beugen Sie sich niemals über zu heißes Wasser. Bei trockener und nervöser Haut ist zu heißer Dampf nicht günstig.

Eine andere Möglichkeit der Anwendung besteht darin, daß Sie den Kräuteraufguß durch ein Küchensieb abseihen und den warmen Weißdornblütentee als Kompresse auflegen. Hierzu tauchen Sie ein Mulltuch in den Tee, drücken es leicht aus und bedecken das Gesicht damit. Wenden Sie die Kompresse mehrmals an und gönnen Sie sich einen Moment der Ruhe dazu, indem Sie sich bequem hinlegen und entspannen.

Weißdornblüten-Gesichtswasser

Zutaten

30 g Weißdornblüten-Tinktur
70 g Rosenwasser
3 Tropfen Melissenöl

Zubereitung

Das Melissenöl in der Weißdornblüten-Tinktur auflösen und mit dem Rosenwasser aufgießen. In dunkles Fläschchen abfüllen.

Anwendung und Wirkung

Hier haben Sie die pflanzlichen Auszüge aus drei Pflanzen, die für die Pflege trockener, nervöser und sensibler Haut wie geschaffen sind. Die beruhigenden Wirkungen der Weißdornblüten und Rosen ergeben zusammen mit dem erfrischenden Melissenöl ein ideales Nachreinigungsmittel.

Weißdornblüten-Honigwasser

Zutaten

100 g Rosenwasser
50 g Orangenblütenwasser
30 g Weißdornblüten-Tinktur
1/2 Kaffeelöffel reiner Bienenhonig

Zubereitung

Das Rosenwasser und das Orangenblütenwasser vermischen, leicht erwärmen und den Bienenhonig darin auflösen. Abkühlen lassen und mit der Weißdornblüten-Tinktur vermischen.

Anwendung und Wirkung

Dieses köstlich duftende Gesichtswasser dient der Belebung zarter, müder und trockener Haut. Man beträufelt einen Wattebausch damit und reibt sanft Gesicht und Hals damit ab. Zur Nachreinigung ist es besonders zu empfehlen.

Zinnkraut

Ackerschachtelhalm

Equisetum arvense L.

Beschreibung:

Auch unter der Bezeichnung Schachtelhalm, Ackerschachtelhalm oder Zinngras ist das Zinnkraut bei uns bekannt. Im Frühling treibt die blütenlose Pflanze rotbraune Frühlingssprosse und etwa ab Mai grüne Sommersprosse in Form von quirlig angeordneten Wedeln. Leicht erkennt man das Zinnkraut an seinem aufrechten, gerippten Stengel, der aussieht, als sei er stufenweise ineinandergesteckt. Die fadenförmigen, grünen Blätter des Zinnkrauts wachsen vom unteren Teil der Pflanze aus gesehen in breit gefächerter Anordnung, nach oben zu werden die kleinen Wedel immer schmäler.

Standort:

Vorsicht ist beim Sammeln des Zinnkrauts geboten, denn man sollte es niemals auf nassem Standort pflücken. Je lehmhaltiger der Boden, desto höher ist der Kieselsäuregehalt der Pflanze. Auf reinem Lehmboden enthält das frische Zinnkraut etwa 12% Kieselsäure.

Auf Äckern und Feldern ist das Zinnkraut bei uns überall heimisch. Man muß darauf achten, das Zinnkraut nicht mit dem sogenannten Sumpfschachtelhalm oder dem Wiesenschachtelhalm zu verwechseln. Er findet sich vor allem auf sumpfigen, nassen Moorwiesen, an Teichrändern, an nassen Böschungen und feuchten Waldrändern. Hier gilt der Schachtelhalm als Anzeiger für nassen Boden, sammeln sollten Sie ihn hier aber nicht.

Sammeln:

Die Vorsicht beim Sammeln von Zinnkraut ist deshalb angebracht, da Pflanzen aus nassen Lagen meist von einem schmarotzenden Pilz befallen sind, der wiederum ein giftiges Alkaloid bildet. Man erkennt vom Pilz befallene Pflanzen auch an rostbraunen Flecken am Stengel und an den Seitentrieben.

Der gesunde Ackerschachtelhalm wird über dem Boden geschnitten und einzeln umgekehrt zum Trocknen in den Schatten gehängt. Nach der Trocknung muß die Pflanze ihre grüne Farbe behalten, braun und gelb gefärbtes Trockengut zeigt an, daß man das Zinnkraut auf zu nassem Boden geschnitten hat. Diese mißfarbig gewordenen Pflanzen werden ausgesondert.

Man kann das Zinnkraut unter der Bezeichnung *Herba Equiseti* auch in Kräuterhandlungen und Apotheken kaufen.

Aus der Kräuterheilkunde:

Seit dem Altertum gilt der Zinnkrauttee als gutes Mittel bei Lungenleiden; man nimmt ihn auch bei Erkrankungen der Harnorgane, als Blutreinigungstee und als heilendes und blutstillendes Mittel. Neue Forschungsergebnisse berechtigen zu der Annahme, daß der Zinnkrauttee bei regelmäßiger Einnahme Geschwüre heilen hilft. Unverträglichkeitserscheinungen, die es auf Zinnkrauttee geben soll, führt die Fachliteratur auf das unsachgemäße Sammeln der Pflanze zurück.

Kräuterkosmetik:

Das Zinnkraut zählt zu den kieselsäurereichsten Pflanzen. Äußerlich angewendet bewirken die wäßrigen und alkoholischen Auszüge vom Zinnkraut eine Festigung des Bindegewebes; sie sorgen für vermehrte Durchblutung der Haut, sie haben eine zusammenziehende und porenverengende Eigenschaft. Auch bei entzündlicher Haut, bei Akne und unreiner Haut kann man die Auszüge vom Zinnkraut gut einsetzen.

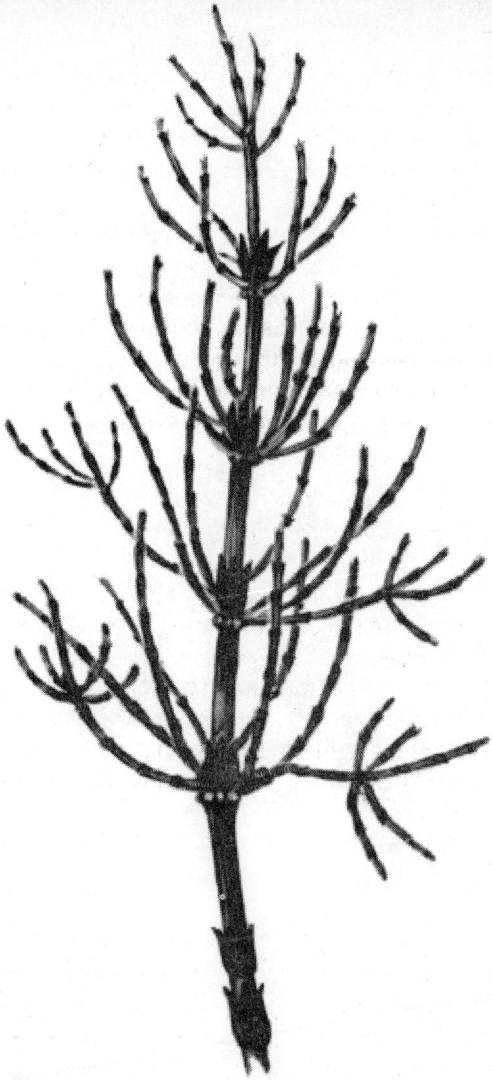

Zinnkraut (Ackerschachtelhalm)

Rezepte mit Zinnkraut

Zinnkraut-Tinktur

Zutaten

5 g Zinnkraut
100 g Alkohol 70%

Zubereitung

Achten Sie darauf, nur grüne getrocknete Zinnkrautblätter zu verwenden, unansehnlich gelbe und braune Blätter werden aussortiert. Reiben Sie die nadelförmigen Blätter in der Hand ein wenig klein und geben Sie sie in ein dunkles Glas mit breiter Öffnung. Mit dem Alkohol übergießen und gut verschlossen an die Sonne oder einen warmen Platz stellen. Nach 4–6 Wochen seihen Sie die Tinktur ab und filtern sie durch Kaffeefilterpapier klar. Unter der lateinischen Bezeichnung *Tinctura Equiseti* kann man die Tinktur auch beim Apotheker kaufen.

Verwendung

Die Zinnkraut-Tinktur werden Sie für einige kosmetische Mittel benötigen, für die Sie die Rezepte im Anschluß finden. Wegen ihrer blutstillenden Wirkung kann man die Tinktur auch in der Hausapotheke gebrauchen. Bei Zahnfleischbluten gibt man ein paar Tropfen davon in ein Zahnputzglas mit Wasser. Auch bei kleinen Verletzungen, etwa bei Stichen und Rissen, kann man die Tinktur verwenden.

Zinnkraut-Friktion

Zutaten

2 Handvoll Zinnkraut
2 l Wasser

Zubereitung

Das Wasser zum Kochen bringen. Das getrocknete Zinnkraut in eine Waschschüssel geben und mit dem Wasser übergießen. 15 Minuten durchziehen lassen.

Anwendung und Wirkung

Mit beiden Händen reiben Sie sanft das Gesicht und den Hals mit dem Zinnkraut und dem Aufguß ab. Bringen Sie etwas Geduld für diese gute Anwendung auf, es lohnt sich! Etwa fünf Minuten lang sollten Sie sich Zeit für die Friktion nehmen, dann spülen Sie das Gesicht mit warmem Wasser ab und reinigen es anschließend mit Gesichtswasser nach.

Bei fetter, unreiner Haut und Akne sollten Sie die Zinnkraut-Friktion als Kur einmal in der Woche anwenden. Die heilende, durchblutungssteigernde Kraft des Zinnkrauts wird seine gute Wirkung bestimmt nicht versagen.

Zinnkraut-Reinigungsöl

Zutaten

90 g Weizenkeimöl
10 g Tween 80 (2 Kaffeelöffel)
1 Kaffeelöffel Zinnkraut-Tinktur

Zubereitung

Weizenkeimöl und Tween 80 vermischen, dann die Zinnkraut-Tinktur hinzufügen. In eine Flasche abfüllen und gut durchschütteln.

Anwendung und Wirksung

Das hydrophile Reinigungsöl wird leicht in die Haut einmassiert und anschließend mit reichlich warmem Wasser abgewaschen. Es reinigt gründlich und schonend öl- und wasserlöslichen Schmutz von der Haut. Für die Reinigung fetter und unreiner Haut ist es gut zu gebrauchen.

Zinnkraut-Gesichtswasser

Zutaten

30 g Rosenwasser
30 g Orangenblütenwasser
20 g Hamameliswasser
20 g Zinnkraut-Tinktur

Zubereitung

Alle Wässer miteinander vermischen, die Zinnkraut-Tinktur hinzufügen. In eine dunkle Flasche abfüllen und kräftig durchschütteln.

Anwendung und Wirkung

Gut zur Pflege unreiner und großporiger Haut geeignet, wirkt das Gesichtswasser porenverengend, klärend und reinigend auf die Haut. Es ergänzt die Reinigung mit Reinigungsöl. Mit einem angefeuchteten Wattebausch reibt man Gesicht und Hals gründlich ab.

Zinnkraut-Adstringens

Zutaten

80 g Hamameliswasser
20 g Zinnkraut-Tinktur
3 Tropfen Rosmarinöl

Zubereitung

Rosmarinöl in der Zinnkraut-Tinktur auflösen, durchschütteln und mit dem Hamameliswasser aufgießen. In dunkle Flasche abfüllen.

Anwendung und Wirkung

Zur Nachreinigung bei großporiger, unreiner und fetter Haut, bei Akne und Mitessern ist dieses belebende Gesichtswasser gedacht. Es wirkt heilend, porenverengend, klärend und tonisierend auf die Haut. Man beträufelt einen Wattebausch damit und reibt das Gesicht und den Hals gründlich ab.

Anhang

Zutatenregister

Alle in diesem Buch genannten Rohstoffe gibt es in Apotheken, Naturkostläden, Reformhäusern oder Kräuterhandlungen zu kaufen.

Alaun

In der Apotheke bekommt man Alaun als kristallines, farbloses Pulver, das in warmem Wasser lösbar ist. Als sog. Federalaun findet sich dieser Rohstoff auf Lava und trachytischem Gestein. Alaun wirkt kräftig adstringierend und mild desinfizierend.

Alkohol

Durch die Vergärung von Zucker wird der Alkohol – auch Feinsprit, Weingeist oder Äthylalkohol genannt – gewonnen. Der reine Alkohol mit 96 Volumprozent ist durch mehrfache Destillation von unangenehm riechenden Begleitstoffen befreit. Mit destilliertem Wasser läßt sich reiner Alkohol auf jeden gewünschten Prozentgehalt verdünnen, etwa auf 40, 60 oder 70 Volumprozent. Reiner Alkohol wird hautpflegenden Produkten zugesetzt, da er eine hautkräftigende Eigenschaft besitzt, sanft entfettend und desinfizierend wirkt. Da reiner Alkohol als »Genußmittel« gilt, ist er mit einer Sondersteuer belegt und deshalb teuer. Neben reinem Alkohol wird ein vergällter Alkohol oder auch Isopropylalkohol in der Apotheke angeboten. Dieser billige Alkohol hat einen abstoßenden Geruch und kommt für die hausgemachte Naturkosmetik nicht in Frage.

Arnikablüten

Getrocknete Arnikablüten erhält man in Apotheken unter der lateinischen Bezeichnung *Flores Arnicae*.

Arnika-Ölauszug

Den öligen Auszug aus Arnikablüten gibt es nicht im Handel.

Arnika-Tinktur

Alkoholischer Auszug (70prozentig) aus Arnikablüten. In der Apotheke unter der Bezeichnung *Tinctura Arnicae* erhältlich.

Avocadoöl

Aus der Avocadofrucht wird das vitaminreiche Avocadoöl gewonnen. Wie alle naturreinen Pflanzenöle ähnelt das Avocadoöl dem natürlichen Hautfett und hat die Fähigkeit, sich rasch mit ihm zu verbinden. Wegen seiner biologischen Vollkommenheit gehört es zu den wertvollsten Ölen bei der Zubereitung von Kräuterkosmetika.

Bienenhonig

Unverfälschter, naturreiner Bienenhonig spielt bei der Herstellung von Kräuterkosmetika eine wichtige Rolle. In warmer Flüssigkeit gelöst, wirkt er besänftigend und glättend auf die Haut, er ist mild desinfizierend und führt bei regelmäßiger Anwendung zu einer sichtbaren-Verbesserung des Hautreliefs.

Bienenwachs

Das naturreine B. wird durch Einschmelzung der entleerten Bienenwaben gewonnen. Das bräunlichgelbe B. duftet angenehm nach Honig und ist ein wertvoller Bestandteil hochwertiger Cremes. Da es leicht emulgiert, gibt es den Hautcremes schönen seidigen Glanz und gute Verstreichbarkeit. In Form von flachen Scheiben ist das B. Apotheken erhältlich.

Birkenblätter

Unter der Bezeichnung *Folia Betulae* erhält man die getrockneten B. in Kräuterhandlungen und Apotheken.

Birkenblätter-Tinktur

Alkoholischer Auszug (70prozentig) aus Birkenblättern. Unter der Bezeichnung *Tinctura Betulae* in Apotheken erhältlich.

Brennesselblätter

Unter der lateinischen Bezeichnung *Herba Urticae* ist das Brennesselkraut in Apotheken und Kräuterhandlungen erhältlich.

Brennessel-Tinktur

Alkoholischer Auszug (70prozentig) aus Brennesseln. Unter der Bezeichnung *Tinctura Urticae* in Apotheken erhältlich.

Calendulablütenblätter

Die getrockneten Blütenblätter der Ringelblume bekommt man in Kräuterhandlungen und Apotheken unter der Bezeichnung *Flores Calendulae sine Calycibus*.

Calendula-Ölauszug

Öliger Auszug aus Calendulablüten. Im Handel nicht fertig erhältlich.

Calendula-Tinktur

Alkoholischer Auszug (70prozentig) aus Blütenblättern der Calendula. Unter der lateinischen Bezeichnung *Tinctura Calendulae* in Apotheken erhältlich.

Ehrenpreiskraut

Das getrocknete Ehrenpreiskraut bekommt man in Apotheken und Reformhäusern unter der lateinischen Bezeichnung *Herba Veronicae*.

Eibischwurzel

Die getrockneten, feingeschnittenen Eibischwurzelteilchen *(Radix Althaeae)* bekommt man in Kräuterhandlungen und Apotheken.

Hamameliswasser

Das H. ist der wäßrige und alkoholische Auszug aus den Blättern, Blüten und der Rinde des Hamamelisbaumes. Das herb duftende H. gehört zu den allerbesten kosmetischen Rohstoffen, denn die in ihm enthaltenen Gerb- und Schleimstoffe werden wegen ihrer heilenden, tonisierenden, entzündungshemmenden und adstringierenden Wirkung geschätzt. In Apotheken erhältlich.

Heilerde

Die Heilerde besteht aus gereinigtem Ton oder Lehm. Fertig verpackt in Apotheken und Reformhäusern erhältlich.

Huflattichblüten und -blätter

Die Huflattichblüten bekommt man in Kräuterhandlungen und Apotheken unter der Bezeichnung *Flores Farfarae*, die Blätter unter der Bezeichnung *Folia Farfarae*.

Huflattich-Tinktur

Fertig bekommt man die Huflattich-Tinktur unter der Bezeichnung *Tinctura Farfarae* (70prozentig) in Apotheken.

Johanniskrautöl

Das dunkelrote Johanniskrautöl *(Oleum Hyperici)* ist der ölige Auszug aus den frischen Blüten und Blättern des Johanniskrauts. Leicht kann man das Johanniskrautöl selbst herstellen, fertig abgepackt bekommt man es in Apotheken.

Kakaobutter

Die Kakaobutter wird als Nebenerzeugnis bei der Kakaoherstellung gewonnen. Die goldgelbe, leicht bröselige Kakaobutter duftet angenehm nach Kakao, und da sie Spuren von Ameisensäure enthält, wird sie nicht allzu schnell ranzig. Für die Zubereitung hochwertiger Kosmetika ist die Kakaobutter unentbehrlich. Im Kontakt mit der Haut schmilzt sie und bewirkt damit eine gute Verstreichbarkeit von Hautcremes. In Apotheken erhältlich.

Kamillenblüten Getrocknete

Kamillenblüten gibt es in Kräuterhandlungen und Apotheken.

Kamillen-Ölauszug

Den öligen Auszug aus Kamillenblüten stellt man selbst her, fertig ist er im Handel nicht erhältlich.

Kamillen-Tinktur

Die Kamillen-Tinktur ist der alkoholische Auszug (70prozentig) aus den Kamillenblüten. Fertig ist die Tinktur unter der Handelsbezeichnung *Kamillosan* oder unter der lateinischen Bezeichnung *Tinctura Chamomillae* in Apotheken zu kaufen.

Klettenwurzel

Die kleingeschnittenen Klettenwurzelteilchen *(Radix Bardanae)* bekommt man in Kräuterhandlungen und Apotheken.

Klettenwurzelöl

Das Klettenwurzelöl ist der ölige Auszug aus Klettenwurzeln. Man kann das Öl leicht selbst herstellen, bekommt es aber auch fertig in Apotheken.

Klettenwurzel-Tinktur

Die Klettenwurzel-Tinktur ist der alkoholische Auszug (70prozentig) aus den Klettenwurzeln. Unter der Bezeichnung *Tinctura Bardanae* ist die Tinktur in Apotheken erhältlich.

Lanolin und Lanolin anhydrid

Aus dem gründlich gereinigten Fett der Schafwolle wird das Lanolin gewonnen. Wegen seiner vorzüglichen hautpflegenden Eigenschaften und seiner dem natürlichen Hautfett ähnlichen Beschaffenheit zählt es zu den bedeutendsten kosmetischen Grundstoffen. Das gelbliche, salbenartige Lanolin ist in Apotheken erhältlich. Daneben gibt es noch das wasserfreie, zähe, durchscheinend gelbe Lanolin anhydrid zu kaufen. Wegen seiner besseren Wasseraufnahmefähigkeit ist es bei der Herstellung von Cremes oft dem Lanolin vorzuziehen.

Lavendelblüten

Aus Südfrankreich, Jugoslawien, Italien und Spanien kommen die violetten Lavendelblüten. Bei uns kauft man sie in Apotheken und Kräuterhandlungen unter der Bezeichnung *Flores Lavendulae*.

Lavendelöl

Durch Destillation der Lavendelblüten wird das ätherische Lavendelöl gewonnen. In der Apotheke kauft man es unter der Bezeichnung *Oleum Lavendulae*. Es ist eines der am häufigsten benutzten Öle in der Parfümerie.

Lebertran

Medizinischen Lebertran kauft man beim Apotheker in Form eines hellen, dickflüssigen Öls. Lebertran ist reich an Vitamin A und D; es enthält viele wichtige Fettsäuren, Cholesterin, Jod, Phosphor, Schwefel und Eisen. In emulgierter Form wirkt er heilend auf Hautunreinheiten.

Malvenblüten und -blätter

Malvenblüten bekommt man in Apotheken und Kräuterhandlungen unter der lateinischen Bezeichnung *Flores Malvae silvestris*, Malvenblätter unter der Bezeichnung *Folia Malvae*.

Malven-Ölauszug

Der ölige Auszug aus Malvenblüten und -blättern wird selbst hergestellt; er ist im Handel nicht erhältlich.

Mandelöl, süßes

Naturreines Mandelöl wird aus den reifen Samen der süßen Mandeln durch kalte Pressung gewonnen. Das geruchlose, klare, gelbliche Öl wird in den besten kosmetischen Produkten verwendet. Es gehört neben Avocadoöl und Weizenkeimöl zu den vorzüglichsten

Pflanzenölen für die Hautpflege. Das süße Mandelöl bekommt man in Apotheken.

Melissenblätter

Getrocknete Blätter der Zitronenmelisse bekommt man in Kräuterhandlungen und Apotheken unter der Bezeichnung *Folia Melissae.*

Melissenöl

Aus den Blüten und Blättern der Melisse wird das naturreine ätherische Melissenöl gewonnen. Wegen seiner belebenden, heilenden Wirkung wird es bei der Zubereitung von Kräuterkosmetik nicht allein zur Parfümierung verwendet. Das Melissenöl (*Oleum Melissae*) ist in Apotheken erhältlich.

Melissen-Ölauszug

Der ölige Auszug aus Melissenblättern wird selbst hergestellt, er ist im Handel nicht erhältlich.

Melissen-Tinktur

Die Melissen-Tinktur ist der alkoholische Auszug (70prozentig) aus Melissenblättem. In der Apotheke kann man die Tinktur unter der Bezeichnung *Tinctura Melissae* kaufen.

Olivenöl

Aus reifen Oliven wird das naturreine Olivenöl gewonnen, und die Art der Gewinnung spielt für die spätere Qualität des Öls eine wichtige Rolle. Das beste Öl ist das sogenannte Jungfernöl, es stammt aus der ersten kalten Pressung. Man bekommt das *Oleum Virgine* in Apotheken oder in guten Feinkostgeschäften.

Orangenblütenwasser

Bei der Destillation des Orangenblütenöls wird das Orangenblütenwasser gewonnen. Wegen seines anregenden Duftes und seiner ungemein hautfreundlichen Eigenschaften wird es anstelle von destilliertem Wasser in kosmetischen Produkten verwendet.

Pfefferminzblätter

Die getrockneten Pfefferminzblätter (*Folia Menthae piperitae)* sollte man offen in Kräuterhandlungen kaufen; ähnlich wie bei den Kamillenblüten ist der fertig verpackte Pfefferminztee aus der Apotheke meist wesentlich teurer.

Pfefferminzöl

Das ätherische Pfefferminzöl wird aus den Blüten und Blättern der Pfefferminze gewonnen. Das intensiv duftende Öl ist reich an Menthol. Da es einen sehr ausgiebigen Duft und ein intensives Aroma hat, werden kosmetische Produkte mit Pfefferminzöl sparsam parfümiert. Wegen seiner erfrischenden Wirkung wird das Pfefferminzöl gerne Mundwässern, Rasierwässern und Desodorantien zugesetzt. Unter der Bezeichnung *Oleum Menthae piperitae* erhält man das Pfefferminzöl in Apotheken.

Pfefferminz-Ölauszug

Der ölige Auszug aus den Pfefferminzblättern wird selbst hergestellt und ist im Handel nicht erhältlich.

Pfefferminz-Tinktur

Die Pfefferminz-Tinktur *(Tinctura Menthae piperitae)* ist der alkoholische Auszug (70prozentig) aus den Pfefferminzblättern. Man bekommt die Tinktur in Apotheken.

Pottasche

Die P. findet sich in der Asche der meisten Pflanzen und wird durch Auslaugen gewonnen. In Form eines weißen körnigen Pulvers bekommt man die P. in Apotheken. Auch im Lebensmittelhandel gibt es P., da man sie auch für Backzwecke verwendet. Bei der Herstellumg von Haarshampoos wird die P. mit Schmierseife verkocht und bewirkt die Neutralisierung.

Ringelblume *s. Calendula.*

Rosenblütenblätter

Die Blätter der Gartenrose – oder auch ganze Knospen – bekommt man in Kräuterhandlungen und Apotheken unter der lateinischen Bezeichnung *Flores Rosae centifolae.*

Rosenöl

Das naturreine R. wird im Destillationsverfahren aus den Rosenblättem gewonnen. Für die Gewinnung von einem Kilo R. benötigt man etwa 3000 kg Rosenblätter. Das erklärt, weshalb natürliches R. so teuer ist. In Apotheken kann man es tropfen- bzw. grammweise kaufen. Als relativ preiswerter Ersatz bietet sich synthetisches R. an.

Rosen-Ölauszug

Den öligen Auszug aus Rosenblütenblättern stellt man selbst her, im Handel ist er nicht fertig erhältlich.

Rosenwasser

R. fällt als Nebenprodukt bei der Destillation des Rosenöls an. Wegen seiner beruhigenden und hautverschönernden Wirkung setzt man es kosmetischen Produkten gerne anstelle von destilliertem Wasser zu. Das echte R. kann man in Apotheken kaufen.

Rosmarin

Die getrockneten Rosmarinblätter bekommt man in Kräuterhandlungen und Apotheken unter der Bezeichnung *Folia Rosmarini*, die Rosmarinblüten unter der Bezeichnung *Flores Rosmarini.*

Rosmarin-Tinktur

Die Rosmarin-Tinktur ist der alkoholische Auszug (70prozentig) aus Rosmarinblättern. Unter der lateinischen Bezeichnung *Tinctura Rosmarini* bekommt man die Tinktur in Apotheken.

Salbeiblätter

Die würzig duftenden Blätter des Echten Salbei kauft man in Apotheken und Kräuterhandlungen unter der Bezeichnung *Folia Salviae.*

Salbei-Ölauszug

Den öligen Auszug aus Salbeiblättern stellt man selbst her, er ist im Handel nicht fertig erhältlich.

Salbei-Tinktur

Die Salbei-Tinktur ist der alkoholische Auszug (70prozentig) aus Salbeiblättern. Fertig bekommt man die Tinktur unter der Bezeichnung *Tinctura Salviae.*

Schmierseife (weiße Silberseife)

Die weiße Schmierseife bekommt man in Apotheken unter der lateinischen bezeichnung *Sapo kalinus albus* oder auch unter der Bezeichnung Silberseife. Die silbrig schimmernde Schmierseife erhält man in Form einer zähen Paste. Schmierseife wird – im Gegensatz zur normalen Seifenherstellung – ohne das sogenannte Aussalzen gewonnen.

Sesamöl

Durch Kaltpressung der Samen des in Indien heimischen Sesamstrauchs wird das Sesamöl gewonnen. Das blaßgelbe Öl verfügt über einen natürlichen Lichtschutzfaktor und wird deshalb gerne als Sonnenöl genommen.

Sojabohnenöl

Das naturreine Sojabohnenöl wird aus den frischen Sojabohnen gewonnen. In vielen Ländern dient das Sojabohnenöl als Ersatz für Olivenöl. Das vitaminreiche Speiseöl ist wegen seiner Leichtflüssigkeit gut für die Zubereitung kosmetischer Produkte zu verwenden. Reines Sojabohnenöl gibt es im Reformhaus.

Spitzwegerichblätter

Die getrockneten Blätter des Spitzwegerich oder Breitwegerich kauft man in Apotheken und Kräuterhandlungen unter der lateinischen Bezeichnung *Folia Plantaginis lanceolatae*.

Spitzwegerich-Tinktur

Die Spitzwegerich-Tinktur ist der alkoholische Auszug (70prozentig) aus den Spitzwegerichblättern. Unter der lateinischen Bezeichnung *Tinctura Plantaginis lanceolatae* erhält man sie in Apotheken.

Stearinsäure

Man erhält die Stearinsäure in der Apotheke in Form eines weißen, fettigen, kristallinen Pulvers. Die Grundlagen für die Herstellung von Stearinsäure sind Talg, Knochenfett und Palmöl. Die mit Stearinsäure verbundenen Produkte sollen nicht in Metallgefäßen aufbewahrt werden, da das zum Verderb des Produkts führen kann.

Talkum

Das blütenweiße, feine Talkumpulver ist ein mineralisches Produkt und wird vor allem für die Herstellung von Wund- und Körperpuder verwendet. Es wirkt entzündungshemmend und austrocknend und überzieht beim Auftragen die Haut mit einer anhaftenden Schicht. Da es gut Feuchtigkeit aufsaugt, eignet es sich zur Herstellung von Körperpflegemitteln, von Fettpudern oder auch von fetten Schminken.

Thymian

Thymiankraut bekommt man offen in Kräuterhandlungen und Apotheken unter der Bezeichnung *Herba Thymi*.

Thymianöl

Das ätherische Thymianöl wird aus dem blühenden Kraut des Thymian gewonnen. Es hat eine braunrote Farbe und einen angenehmen würzigen Geruch. Unter der lateinischen Bezeichnung *Oleum Thymi* kann man es in der Apotheke kaufen.

Thymian-Ölauszug

Den öligen Auszug aus dem Thymiankraut stellt man selbst her, er ist im Handel nicht fertig erhältlich.

Traubenkernöl

Das goldgelbe T. gewinnt man durch kalte Pressung der Traubenkerne. Es schmeckt etwas süßlich und ist wegen seiner ungesättigten Fettsäuren ein bevorzugtes Speiseöl. Da es sehr dünnflüssig ist, läßt es sich für die Zubereitung verschiedener kosmetischer Mittel gut verwenden. Man bekommt das T. in Feinkostgeschäften, im Reformhaus oder in der Apotheke.

Tween 80

Tween 80 ist die Handelsbezeichnung für einen hautfreundlichen Emulgator. Die gelbliche, klare Flüssigkeit wird vor allem bei der Herstellung von Salben in der Apotheke verwendet. Durch die Beifügung von Tween 80 zu Fetten und Ölen werden diese von Natur aus wasserabstoßenden Rohstoffe wasseraufnahmefähig gemacht. Tween 80 – wird gesprochen wie geschrieben – bekommt man in Apotheken.

Vaselinöl

Vaselinöl ist ein klares, dickflüssiges Mineralöl. Es ist kein pflegendes Öl und sollte, da es nicht in die Haut eindringt, nur in Reinigungspräparaten verarbeitet werden. Achten Sie beim Einkauf darauf, daß Sie kein Paraffinöl statt Vaselinöl bekommen.

Weißdornblüten und -blätter

Die getrockneten Weißdornblüten bekommt man in Kräuterhandllungen und Apotheken unter der lateinischen Bezeichnung *Flores Crataegi*, die Blätter unter der Bezeichnung *Folia Crataegi*.

Weißdornblüten-Tinktur

Die Weißdornblüten-Tinktur ist der alkoholische Auszug (70prozentig) aus Weißdornblüten. In Apotheken unter der Bezeichnung *Tinctura Crataegi e Florib*. erhältlich.

Weißes Wachs

Wie das Bienenwachs wird auch das weiße Wachs durch Einschmelzen der entleerten Bienenwaben gewonnen. Nach der Reinigung ist das naturreine Bienenwachs gelb; erst durch Luft und Sonne gebleichtes Bienenwachs wird weiß. In Form flacher Scheiben bekommt man das weiße Wachs in Apotheken.

Weizenkeimöl

Das biologisch wertvolle Weizenkeimöl wird aus Weizenkeimen gewonnen. Es ist reich an Vitaminen, vor allem an Vitamin E, an ungesättigten Fettsäuren und hochwertigem Pflanzenlezithin. Das goldbraune Öl gilt als hochwertiger Bestandteil kosmetischer Produkte. Man bekommt es in der Apotheke oder im Reformhaus.

Weizenkleie

Bei der Weizenmehlgewinnung fällt die Weizenkleie als Abfallprodukt an. Sie ist vom ernährungsphysiologischen Standpunkt aus betrachtet jedoch wesentlich wertvoller als das gebleichte Industriemehl. Die Weizenkleie besitzt vor allem heilende und lindernde Eigenschaften, deshalb nimmt man sie bei äußerlicher Anwendung vor allem für Bäder und Waschungen.

Wollwachsalkohole

Das Lanolin ist eine komplexe Mischung mehrerer chemischer Verbindungen, aus ihm lassen sich Bestandteile abtrennen. Die Wollwachsalkohole, auch Wollfettalkohole genannt, sind ein derartiger Bestandteil: Sie sind zu 50 Prozent im Lanolin enthalten und als geraspeltes, gelbliches Wachs in der Apotheke erhältlich: Die Wollwachsalkohole sind für die wasserbindende, emulgierende Fähigkeit des Lanolins verantwortlich und eignen sich vorzüglich zur Herstellung solcher Cremes, bei denen man auf die kompakte Schwere des Lanolins verzichten will.

Zimtöl

Das aromatisch duftende Zimtöl führt der Apotheker unter der Bezeichnung *Oleum Cinnamomi.*

Zinkoxyd

In Form eines weißen Pulvers bekommt man das Zinkoxyd in Apotheken. Das Pulver ist der wirksame Bestandteil der Zinksalbe.

Zinkpaste

Zinksalben werden vor allem als Heilmittel gegen Hauterkrankungen verwendet. Neben der normalen Zinkpaste gibt es in Apotheken auch eine besser verstreichbare, weiche Zinkpaste unter der Bezeichnung *Pasta Zinci mollis* zu kaufen.

Zinnkraut

Auch unter der Bezeichnung Schachtelhalm ist das Zinnkraut bei uns bekannt. Man kauft das getrocknete Zinnkraut in Apotheken unter der lateinischen Bezeichnung *Herba Equiseti.*

Zinnkraut-Tinkur

Die Zinnkraut-Tinktur ist der alkoholische Auszug (70prozentig) aus Zinnkraut. Fertig bekommt man die Tinktur in der Apotheke unter der lateinischen Bezeichnung *Tinctura Equiseti.*

Zitronenöl

Das ätherische Zitronenöl (*Oleum Citri*) wird aus Zitronenschalen gewonnen und ist in Apotheken erhältlich.

Welches Rezept für welchen Zweck?

Wenn Ihre Haut trocken, spröde und sensibel ist:

Das pflegt die müde und alternde Haut:

Reinigung

Gesichtswässer und Lotionen

Hautcremes

Wenn Ihre Haut fett, unrein, großporig und schlecht durchblutet ist:

Reinigung

Gesichtswässer und Lotionen

Hautcremes

Körperpflegemittel für jeden Zweck:

Hand- und Fußpflege:

Mundpflege:

Bäder:

Haarpflege:

Haar- und Kopfwässer

Haarpackungen

Haarspülungen

Haarshampoos